免疫治疗相关不良反应管理手册

主　编　秦叔逵　马　军

U0310858

人民卫生出版社
·北京·

图书在版编目（CIP）数据

免疫治疗相关不良反应管理手册 / 秦叔逵，马军主编 . —北京：人民卫生出版社，2024.8

ISBN 978-7-117-36038-8

Ⅰ.①免… Ⅱ.①秦…②马… Ⅲ.①肿瘤免疫疗法—手册 Ⅳ.① R730.51-62

中国国家版本馆 CIP 数据核字（2024）第 048564 号

| 人卫智网 | www.ipmph.com | 医学教育、学术、考试、健康，购书智慧智能综合服务平台 |
| 人卫官网 | www.pmph.com | 人卫官方资讯发布平台 |

免疫治疗相关不良反应管理手册
Mianyi Zhiliao Xiangguan Buliang Fanying Guanli Shouce

主　　编： 秦叔逵　马　军
出版发行： 人民卫生出版社（中继线 010-59780011）
地　　址： 北京市朝阳区潘家园南里 19 号
邮　　编： 100021
E - mail： pmph @ pmph.com
购书热线： 010-59787592　010-59787584　010-65264830
印　　刷： 北京瑞禾彩色印刷有限公司
经　　销： 新华书店
开　　本： 889×1194　1/32　**印张：** 6
字　　数： 155 千字
版　　次： 2024 年 8 月第 1 版
印　　次： 2024 年 9 月第 1 次印刷
标准书号： ISBN 978-7-117-36038-8
定　　价： 59.00 元

打击盗版举报电话：010-59787491　E-mail：WQ @ pmph.com
质量问题联系电话：010-59787234　E-mail：zhiliang @ pmph.com
数字融合服务电话：4001118166　E-mail：zengzhi @ pmph.com

编委会名单

主　编　秦叔逵　中国药科大学第一附属医院
　　　　　　　　（南京天印山医院）
　　　　　马　军　哈尔滨血液病肿瘤研究所
副主编　李　进　中国药科大学附属上海高博肿瘤医院
　　　　　王宝成　中国人民解放军联勤保障部队
　　　　　　　　第九六〇医院
　　　　　郭　军　北京大学肿瘤医院
　　　　　张　力　中山大学肿瘤防治中心
专家组（按姓氏汉语拼音排序）
　　　　　戴广海　中国人民解放军总医院
　　　　　刘天舒　复旦大学附属中山医院
　　　　　刘秀峰　中国人民解放军东部战区总医院
　　　　　张　力　北京协和医院
　　　　　周承志　广州医科大学附属第一医院
编　者（按姓氏汉语拼音排序）
　　　　　陈晓锋　江苏省人民医院
　　　　　程蕾蕾　复旦大学附属中山医院
　　　　　褚　倩　华中科技大学同济医学院附属同济医院
　　　　　郭　军　北京大学肿瘤医院
　　　　　洪群英　复旦大学附属中山医院
　　　　　李　进　中国药科大学附属上海高博肿瘤医院
　　　　　李　秋　四川大学华西医院
　　　　　李志铭　中山大学肿瘤防治中心
　　　　　廖　峰　中国药科大学第一附属医院
　　　　　　　　（南京天印山医院）

林心情　广州医科大学附属第一医院

骆卉妍　中山大学肿瘤防治中心

马　军　哈尔滨血液病肿瘤研究所

潘　萌　上海交通大学医学院附属瑞金医院

彭　智　北京大学肿瘤医院

秦叔逵　中国药科大学第一附属医院
　　　　（南京天印山医院）

邱妙珍　中山大学肿瘤防治中心

施雁庭　上海交通大学医学院附属瑞金医院

王　俊　山东第一医科大学第一附属医院

王宝成　中国人民解放军联勤保障部队
　　　　第九六〇医院

奚剑英　复旦大学附属华山医院

徐　立　中山大学肿瘤防治中心

杨华夏　北京协和医院

余一祎　复旦大学附属中山医院

张　岚　复旦大学附属中山医院

张　力　中山大学肿瘤防治中心

张　薇　北京协和医院

张维红　天津医科大学肿瘤医院

章　篪　复旦大学附属中山医院

赵丹青　北京协和医院

赵东陆　哈尔滨血液病肿瘤研究所

朱惠娟　北京协和医院

前　言

近年来，免疫治疗在肿瘤领域取得了巨大的进步，成为继化疗、靶向治疗后又一种全新的治疗手段，其中以免疫检查点抑制剂（immune checkpoint inhibitors，ICIs）的应用最为成熟和广泛。而对于嵌合抗原受体（chimeric antigen receptor，CAR）-T细胞治疗相关毒副作用的临床管理也随着该项治疗应用增加，并且需要逐步规范。在进行ICIs治疗或联合治疗、CAR-T细胞治疗的过程中，免疫相关不良反应（immune-related adverse events，irAEs）逐渐显现。此类不良反应具有独特的发生机制和处理要点，对其管理给肿瘤科医师带来了新的挑战。对于广大基层医师而言，早期识别并正确处理免疫相关不良反应，进一步规范应用免疫治疗方法，普及新的治疗手段，可给患者带来更多的获益，意义重大。

免疫治疗相关不良反应涉及肿瘤学，并且与皮肤、心脏、神经等器官、系统密切相关，临床医师需要实施规范化综合管理，要掌握不良反应出现在哪个器官，什么时候出现，什么时候达到峰值，什么时候缓解等问题。为此，中国临床肿瘤学会（Chinese Society of Clinical Oncology，CSCO）组织肿瘤以及皮肤、神经、心脏等器官、系统疾病诊疗领域的一批专家，聚焦免疫检查点抑制剂和细胞治疗的免疫相关不良反应管理，依据《中国临床肿瘤学会（CSCO）免疫检查点抑制剂相关的毒性管理指南2021》，编写《免疫治疗相关不良反应管理手册》。本书内容注重实操性，结合真实病例，讲解免疫治疗相关不良反应的鉴别诊断和药物使用经验，为基层医师提供易于掌握的实践指导，让基层医师面对相关问题有书可查，进而提高基层医院的免疫治疗能力。

本书的编写得到了马军教授、李进教授、王宝成教授、张力教授和郭军教授的大力支持。多位国内肿瘤治疗临床专家辛勤付出，反复讨论，调整内容，力求清晰易懂、方便查阅，历经数月，终于完成本书稿撰写。在此向大家致以谢意。希望本书的付梓发行，能够切实帮助到广大肿瘤科医师，尤其是基层医院的医师们，最终使肿瘤患者受益。

秦叔逵

2024 年 5 月

目 录

第一章　免疫治疗相关皮肤毒性管理　001
　第一节　免疫治疗相关皮肤毒性概述　001
　第二节　免疫治疗相关皮肤毒性的诊断、分级与治疗　002
　第三节　免疫治疗相关皮肤毒性典型病例　009

第二章　反应性皮肤毛细血管增生症管理　018
　第一节　反应性皮肤毛细血管增生症概述　018
　第二节　反应性皮肤毛细血管增生症的诊断与分级　019
　第三节　反应性皮肤毛细血管增生症的治疗与预防　021
　第四节　反应性皮肤毛细血管增生症典型病例　023

第三章　免疫治疗相关内分泌毒性管理　028
　第一节　免疫治疗相关内分泌毒性概述　028
　第二节　免疫治疗相关内分泌毒性的诊断、分级与治疗　029
　第三节　免疫治疗相关内分泌毒性典型病例　039

第四章　免疫治疗相关肝毒性管理　043
　第一节　免疫治疗相关肝毒性概述　043
　第二节　免疫治疗相关肝毒性的诊断与分级　044
　第三节　免疫治疗相关肝毒性的治疗与预防　046
　第四节　免疫治疗相关肝毒性典型病例　048

第五章　免疫治疗相关胃肠道毒性管理　056
　第一节　免疫治疗相关胃肠道毒性概述　056
　第二节　免疫治疗相关胃肠道毒性的诊断与分级　056
　第三节　免疫治疗相关胃肠道毒性的治疗　059
　第四节　免疫治疗相关胃肠道毒性典型病例　062

第六章　免疫治疗相关胰腺毒性管理　069
　第一节　免疫治疗相关胰腺毒性概述　069
　第二节　免疫治疗相关胰腺毒性的诊断与分级　070
　第三节　免疫治疗相关胰腺毒性的治疗　072

第七章 免疫治疗相关肺毒性（肺炎）管理 　076
　第一节　免疫治疗相关肺毒性（肺炎）概述 　076
　第二节　检查点抑制剂相关肺毒性（肺炎）的
　　　　　诊断与分级 　077
　第三节　检查点抑制剂相关肺毒性（肺炎）的治疗 　080
　第四节　免疫治疗相关肺毒性（肺炎）典型病例 　083

第八章 免疫治疗相关骨关节及肌毒性管理 　088
　第一节　免疫治疗相关骨关节及肌毒性概述 　088
　第二节　免疫治疗相关骨关节及肌毒性的诊断与治疗 　089
　第三节　免疫治疗相关骨关节及肌毒性典型病例 　097

第九章 免疫治疗相关输注反应管理 　102
　第一节　免疫治疗相关输注反应概述 　102
　第二节　免疫治疗相关输注反应的诊断与分级 　103
　第三节　免疫治疗相关输注反应的治疗 　103
　第四节　免疫治疗相关输注反应典型病例 　105

第十章 免疫治疗相关神经毒性管理 　109
　第一节　免疫治疗相关神经毒性概论 　109
　第二节　免疫治疗相关神经毒性的诊断与治疗 　110
　第三节　免疫治疗相关神经毒性典型病例 　120

第十一章 免疫治疗相关血液毒性管理 　124
　第一节　免疫治疗相关血液毒性概述 　124
　第二节　免疫治疗相关血液毒性的诊断与治疗 　125

第十二章 免疫治疗相关心脏毒性管理 　133
　第一节　免疫治疗相关心脏毒性概述 　133
　第二节　免疫检查点抑制剂相关心肌炎的诊断与分级 　134
　第三节　免疫检查点抑制剂相关心肌炎的治疗 　138
　第四节　免疫检查点抑制剂相关心肌炎典型病例 　142

第十三章 细胞治疗免疫相关不良反应管理 　150
　第一节　CAR-T 细胞治疗免疫相关不良反应概述 　150
　第二节　CAR-T 细胞治疗免疫相关不良反应的
　　　　　诊断与治疗 　152
附录　免疫相关不良反应管理的激素使用原则 　176

第一章　免疫治疗相关皮肤毒性管理

第一节　免疫治疗相关皮肤毒性概述

皮肤免疫相关不良反应（irAEs）是免疫检查点抑制剂（ICIs）导致的最常见不良反应，包括皮疹、瘙痒和白癜风等皮肤表现，其中白癜风最常见于恶性黑色素瘤患者。重症皮肤irAEs包括重症多形红斑[也称史-约综合征（Stevens-Johnson syndrome，SJS）]/中毒性表皮坏死松解症（toxic epidermal necrolysis，TEN）。皮肤irAEs通常发生在治疗早期，但治疗后数周甚至数月后发病也有报道。

从现有临床研究结果看，在接受伊匹木单抗治疗患者中皮疹发生率为43%～45%，接受纳武利尤单抗和帕博利珠单抗治疗患者中皮疹发生率为34%～40%，但3～4级皮疹少见。细胞毒性T淋巴细胞相关抗原4（cytotoxic T lymphocyte-associated antigen-4，CTLA-4）抑制剂联合程序性死亡受体1（programmed death-1，PD-1）抑制剂治疗时，皮疹发生率显著升高。伊匹木单抗、PD-1抑制剂和联合使用时，瘙痒症状发生率分别为25%～35%、13%～20%和33%，3～4级瘙痒症发生率＜2.5%。PD-1抑制剂、伊匹木单抗联合使用时，白癜风总体发生率约为8%。

国内学者报道了PD-1抑制剂卡瑞利珠单抗单药治疗导致反应性皮肤毛细血管增生症（reactive cutaneous capillary endothelial proliferation，RCCEP）的情况：发生率为66.8%，形态学表现大致分为红痣型、珍珠型、桑椹型、斑片型和瘤样型5种，以红痣型和珍珠型最为多见。卡瑞利珠单抗联合化疗或阿帕替尼能够降低 RCCEP 的发生率。

部分研究认为,皮肤 irAEs 提示 PD-1 抑制剂治疗可能有效,白癜风的发生通常提示恶性黑色素瘤患者可能从 PD-1 抑制剂治疗中获益。但除恶性黑色素瘤外,皮肤 irAEs 与其他实体瘤 ICIs 疗效之间的关系尚不明确。

第二节　免疫治疗相关皮肤毒性的诊断、分级与治疗

一、斑丘疹

1. 诊断　斑丘疹是 ICIs 最常见的皮肤毒性,通常表现为界限不清的淡红斑、丘疹或斑块,伴有或不伴有瘙痒、烧灼感,也可无不适症状。斑丘疹好发于躯干或四肢,一般在初次用药后 3～6 周发生,并且与 ICIs 的剂量有关。皮肤病理表现为界面皮炎,表皮轻度海绵水肿、真皮乳头水肿,真皮浅层淋巴细胞或嗜酸性粒细胞浸润。鉴别诊断应包括特应性皮炎、湿疹样皮炎、银屑病等。临床工作中应详细询问病史,特别是用药种类、剂量和时间,并仔细查体,进行系统的评估和分级。需要注意的是,斑丘疹可能是药物引发其他免疫相关皮肤毒性的早期表现,如苔藓样变、银屑病、大疱性类天疱疮等,因此对于不典型皮疹进一步检查(如皮肤活检),有助于早期诊断,制订治疗方案。

2. 分级

G1 级:红斑 / 丘疹累及 < 10% 全身体表面积(body surface area,BSA),伴有或不伴有其他主观症状(如瘙痒、灼痛、紧绷感)。

G2 级:红斑 / 丘疹累及 10%～30%BSA,伴有或不伴有其他主观症状(如瘙痒、灼痛、紧绷感);日常使用工具受限。

G3 级:红斑/丘疹累及 > 30%BSA,伴有或不伴有症状(如红斑、紫癜或表皮脱落);日常生活自理受限。

3. 治疗 ICIs 相关斑丘疹分级治疗方案见表 1-1。

表 1-1　ICIs 相关斑丘疹分级治疗方案

分级	治疗方案
G1	·继续 ICIs 治疗 ·全身使用润肤霜 ·口服抗组胺药,局部外用中效至强效糖皮质激素 ·必要时进行血常规、肝肾功能检查
G2	·全身使用润肤霜 ·口服抗组胺药,局部外用中效至强效糖皮质激素药膏和 / 　或口服泼尼松 0.5～1mg/(kg·d) ·考虑暂停 ICIs 治疗 ·必要时进行血常规、肝肾功能检查 ·建议转诊至皮肤科并行皮肤组织活检
G3	·暂停 ICIs 治疗 ·全身使用润肤霜 ·口服抗组胺药,局部外用强效糖皮质激素或中效至强效糖 　皮质激素药膏和 / 或口服泼尼松 0.5～1mg/(kg·d);如无改 　善,口服泼尼松剂量可增加至 2mg/(kg·d) ·考虑住院治疗;皮肤科会诊,完善皮肤活检 ·必要时进行血常规、肝肾功能检查

二、苔藓样皮疹

1. 诊断　苔藓样(苔藓化)皮疹表现多样,可表现为紫红色扁平丘疹、斑块,表面有灰白色小点或网状纹(Wickham纹),伴随不同程度瘙痒,通常局限在躯干,可累及四肢,也可累及掌跖、腹股沟和会阴等身体褶皱部位。查体时应注意有无黏膜损害。平均发病时间在初次用药后 6～12 周。病理特点为界面皮炎,表皮角化过度,颗粒层增厚,真皮浅层致密带状淋巴细胞浸润,基底层空泡变性。

2.治疗 一般不需要停止免疫治疗。治疗主要以局部外用糖皮质激素为主,加强皮肤护理,全身使用润肤霜。病情重者可给予口服糖皮质激素[1mg/(kg·d)]、联合窄谱中波紫外线(narrow bound ultra violet B, NB-UVB)光疗或口服阿维A酸(30mg/d)。

三、银屑病

1.诊断 ICIs可以导致银屑病的发生或使原有银屑病加重。ICIs引起银屑病的发病机制可能与阻断免疫检查点PD-1/程序性死亡受体配体1(programmed death-ligand 1, PD-L1)通路引起辅助T细胞(helper T cell, Th)1/17释放γ干扰素(interferon-γ, IFN-γ)、肿瘤坏死因子(tumor necrosis factor, TNF)-α和白介素(interleukin, IL)-2、IL-6、IL-17等细胞因子有关。主要表现为躯干、四肢边界清楚的红色斑块,上覆银白色鳞屑(图1-1)。头皮和掌跖部位也可受累。最常见的银屑病类型为斑块型银屑病,点滴型、脓疱型和反向型银屑病也有报道。组织病理特点与典型银屑病类似,表现为表皮角化不全、角质层中性粒细胞浸润、颗粒层消失、棘层肥厚、真皮乳头变薄等。

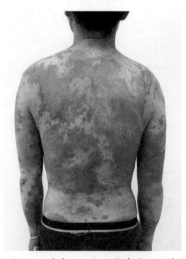

图1-1 背部、上肢边界清楚的红色斑块,上覆白色鳞屑

2.治疗 治疗一般采用局部外用中效至强效糖皮质激素、维生素D类似物、维A酸、光疗或生物制剂控制皮疹。一般不需要停止ICIs治疗。

四、大疱性类天疱疮 / 重症多形红斑 / 中毒性表皮坏死松解症

1. 诊断

（1）大疱性类天疱疮（bullous pemphigoid，BP）：临床表现为在正常皮肤或在红斑基础上出现紧张性水疱，疱液为浆液性或血性，伴有顽固性瘙痒，好发于躯干、四肢、腋窝、腹股沟；10%～30% 患者累及口腔黏膜；尼科利斯基征阴性。国内外文献报道，水疱平均发生时间在初次用药后 14 周左右，也可发生在初次用药后 6～8 个月甚至更长时间后。需要注意的是，部分患者不表现为水疱，而表现为水肿性红斑、湿疹样皮疹，伴有剧烈瘙痒，通过皮肤活检和免疫荧光检查方可明确诊断。免疫病理特征为真表皮交界处（基底膜带）免疫球蛋白（immunoglobulin，Ig）G 和 / 或补体（complement，C）3 沉积，外周血中可检测到循环抗 BP180、抗 BP230 自身抗体。

（2）重症多形红斑 / 中毒性表皮坏死松解症（Stevens-Johnson syndrome/toxic epidermal necrolysis，SJS/TEN）：TEN/SJS 作为重症药疹中同一疾病的不同阶段，是少见的皮肤不良反应，往往起病急骤，可直接危及患者生命。临床表现为水肿性红斑、水疱、表皮松解、靶形红斑，然后发展成水疱、大疱、表皮坏死脱落。尼科利斯基征阳性，可伴有严重的黏膜损害（口腔黏膜、眼部、生殖器）（图 1-2）。

2. 分级

G1 级：无症状，水疱累及 < 10%BSA。

G2 级：水疱累及 10%～30%BSA；日常使用工具受限。

G3 级：水疱累及 > 30%BSA；日常生活自理明显受限；SJS 或 TEN。

G4 级：水疱累及 > 30%BSA；合并水、电解质紊乱；SJS 或 TEN。

3. 治疗　ICIs 相关 BP/SJS/TEN 分级治疗方案见表 1-2。

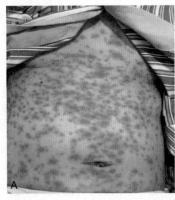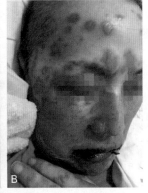

图 1-2 皮肤黏膜损坏

A. 腹部多发水肿性红斑，中央呈紫红色，部分为水疱，呈靶形损害；B. 面部广泛水肿性红斑、水疱、表皮松解、坏死；口腔黏膜糜烂、结黑痂；眼睑表皮坏死，可见红黄色分泌物。

表 1-2　ICIs 相关 BP/SJS/TEN 分级治疗方案

分级	治疗方案
G1	·暂停 ICIs 治疗，外用强效糖皮质激素 ·皮肤科急会诊 ·血常规、肝肾功能、电解质、C 反应蛋白（C-reactive protein，CRP）检查
G2	·暂停 ICIs 治疗 ·泼尼松或甲泼尼龙 0.5～1mg/(kg·d) ·血常规、肝肾功能、电解质、CRP 检查
G3～G4	·永久停用 ICIs 治疗 ·泼尼松或甲泼尼龙 1～2mg/(kg·d)，静脉注射免疫球蛋白（intravenous immunoglobulin，IVIG）1～1.5g/kg ·需要住院治疗；严重病例转至重症监护室（intensive care unit，ICU）、皮肤科病房或烧伤病房；皮肤科、眼科、泌尿外科急会诊 ·血常规、肝肾功能、电解质、CRP、免疫相关指标（如 BP180、BP230、间接免疫荧光、抗核抗体、细胞因子等）检查 ·必要时行皮肤活检

五、瘙痒症

1. 诊断　瘙痒是最常见的 ICIs 相关皮肤毒性之一,发病率为 11%～21%,可于 ICIs 治疗早期出现,严重影响患者的生活品质。

2. 分级

G1 级:轻微或局限。

G2 级:强烈或广泛;间歇性;出现继发性损害(如水肿、丘疹、鳞屑、苔藓化、渗出、结痂);日常使用工具受限。

G3 级:强烈或广泛;持续性;日常生活自理明显受限或影响睡眠。

3. 治疗　ICIs 相关瘙痒症分级治疗方案见表 1-3。

表 1-3　ICIs 相关瘙痒症分级治疗方案

分级	治疗方案
G1	·继续 ICIs 治疗 ·全身使用润肤霜 ·口服抗组胺药,局部外用中效糖皮质激素 ·必要时进行血常规、肝肾功能检查
G2	·加强止痒方案下可继续 ICIs 治疗 ·全身使用润肤霜 ·口服抗组胺药,局部外用中效至强效糖皮质激素 ·皮肤科会诊,考虑转诊至皮肤科 ·必要时进行血常规、肝肾功能检查
G3	·暂停 ICIs 治疗 ·泼尼松或甲泼尼龙 0.5～1mg/(kg·d),口服抗组胺药、γ 氨基丁酸(γ-aminobutyric acid,GABA)激动剂(加巴喷丁、普瑞巴林);对难治性瘙痒可考虑给予阿瑞吡坦或奥马珠单抗(如外周血 IgE 水平升高) ·皮肤科会诊 ·查血清 IgE 水平和组胺 ·必要时进行血常规、肝肾功能检查

六、白癜风

1. 诊断　白癜风好发于 PD-1 抑制剂治疗的恶性黑色素瘤患者中,发病率为 8%~25%。ICIs 引起的白癜风也可发生于其他内脏实体瘤患者。据报道,PD-1 抑制剂引起白癜风的发生率高于其他 ICIs。白癜风一般发生在 ICIs 治疗数月后。皮损起初为片状色素减退斑,边界不清。随着病情加重,逐渐表现为边界清楚的色素脱失斑,呈乳白色(图 1-3)。大多数患者无自觉症状。ICIs 引起的白癜风类型主要是全身型或泛发型。局灶型或节段型白癜风有时发生在转移性黑色素瘤皮损处、黑色素瘤术后瘢痕处,也可见于良性黑素细胞痣周围的白色晕圈。眼睫毛色素脱失、眉毛和头发色素脱失也可伴随发生。

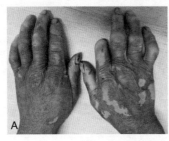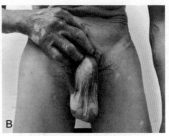

图 1-3　ICIs 引起的白癜风皮损表现

A. 双手掌泛发边界清楚、色素脱失斑;B. 外生殖器色素脱失斑。

2. 治疗　白癜风不会危及生命,主要造成患者社会心理层面影响,降低患者生活质量。治疗方面除了紫外线照射等保护措施外,可外用糖皮质激素、钙调磷酸酶抑制剂或联合光疗。

七、毛发和黏膜损害

1. 诊断　接受 ICIs 治疗的患者最常见的毛发毒性是脱发,发生率为 1%~2%,临床表现为出现圆形或椭圆形毛发脱失斑,也有毛发变长、变卷的病例,一般在 ICIs 治疗数月后发生。ICIs 相关脱发是一种炎症性、非瘢痕性脱发,停药后可好转。组织病理表现为毛囊周围炎症细胞浸润。需要与斑秃、头癣、二期梅毒、拔毛癣等疾病鉴别。病史和临床检查(包括毛发镜、拉发试验)通常可以帮助鉴别。诊断困难的病例可进行头皮活检。应排查其他因素,如甲状腺功能异常和锌、维生素 D、铁缺乏引起的脱发。口腔溃疡和苔藓样变是最常见的口腔黏膜毒性。

2. 治疗 脱发的治疗主要是局部外用糖皮质激素制剂,如曲安奈德、氯倍他索、外用米诺地尔。黏膜损害治疗多以支持治疗为主,予以局部外用糖皮质激素、利多卡因等漱口、加强口腔护理等措施。

八、其他

除了上述皮疹表现外,irAEs 也可表现为其他不同类型皮损,如湿疹(图1-4);也可诱发结缔组织病,如红斑狼疮、皮肌炎、脂膜炎等。

临床医师掌握 irAEs,有助于早期判断并制订相应完善的治疗方案,避免延误病情或导致不必要的免疫治疗中断,延长患者生存时间,改善患者生活质量。

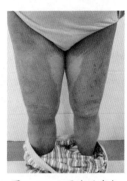

图 1-4 双下肢泛发红斑、丘疹

第三节 免疫治疗相关皮肤毒性典型病例

病例 1 一例 PD-1 抑制剂致中毒性表皮坏死松解症病例

病例概要

本病例为一例 71 岁女性患者,根据基因检测结果,采用安罗替尼治疗原发纵隔恶性肿瘤,期间曾出现面部、颈部及背部反应性红斑、丘疹,伴有瘙痒,口服抗组胺及外用糖皮质激素治疗后皮疹消退。改用帕博利珠治疗 7d 后,出现全身多处泛发红斑、糜烂,以面部、颈部为主;颈部皮肤表皮剥脱,疼痛明显;皮损进展,左肩、右手臂、双膝及背部出现表皮松解;甲泼尼龙、头孢曲松治疗无效。终止 PD-1 抑制剂治疗,予系统糖皮质激素、静脉注射免疫球蛋白、系统抗生素抗感染等综合治疗后,皮损明显好转。

一、病例资料

患者,女性,71 岁。主诉全身泛发红斑、糜烂伴疼痛,逐渐加重 10d。

现病史:患者 2017 年 7 月发现纵隔恶性肿瘤,曾于外院治疗,效果不佳。为进一步治疗,于 2018 年 5 月转入 ×× 医院,接受依托泊苷 + 卡铂方案化疗 4 周期及胸部局部放疗 12 次。期间,基因检测示 *EGFR Exon19-del* 突变。2019 年 2 月根据基因检测结果,采用安罗替尼 12mg q.d. 治疗原发纵隔恶性肿瘤。安罗替尼治疗期间曾出现面部、颈部及背部反应性红斑、丘疹,伴有瘙痒,口服抗组胺及外用糖皮质激素治疗后皮疹消退。二代基因测序示患者无 PD-1 抑制剂绝对禁忌证。但是,患者年龄大,一般情况差,合并肺部感染、贫血等,且胸腺恶性肿瘤尚无免疫治疗适应证,仅有文献报道,存在免疫性炎症诱导致病情恶化甚至缩短生存期可能。家属知情同意,接受风险,患者于 2019 年 2 月 15 日接受帕博利珠单抗 100mg 静脉治疗,无明显不适,出院。7d 后,患者出现全身多处泛发红斑、糜烂,以面部、颈部为主;查体见颈部皮肤表皮剥脱,疼痛明显;皮损进展,左肩、右手臂、双膝及背部出现表皮松解。2 月 27 日,患者在当地医院采用甲泼尼龙 40mg q.d. 治疗皮疹,头孢曲松 2g q.d. 抗感染治疗。治疗 5d,患者病情无好转,遂来院就诊。起病以来,患者出现发热、咳嗽、精神萎靡,1 年来体重下降 5kg,无消化道不适等症状。

既往史:糖尿病病史;2018 年 8 月确诊下肢静脉血栓形成(已放置下肢静脉滤网);否认食物过敏史;否认家族类似病史和恶性肿瘤病史。

体格检查:生命体征平稳,一般情况差,精神萎靡。体温

37.2℃，脉率 101 次/min，血压 154/78mmHg。系统检查未见异常。全身浅表淋巴结未触及肿大，双下肢凹陷性水肿。皮肤专科检查：全身弥漫性红斑，大片融合性表皮剥脱，以颈部、背部、臀部、膝部为主（图 1-5），尼科利斯基征阳性，部分表皮剥脱可见鲜红色糜烂面，无明显渗出。表皮剥脱面积为48%BSA。口腔黏膜糜烂、口周水疱及溃疡。

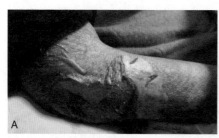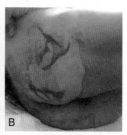

图 1-5　表皮坏死、脱落

A.右上肢表皮坏死、脱落，可见红白相间糜烂面；B.臀部大片表皮松解坏死、脱落。

实验室及辅助检查：血常规示白细胞计数 6.84×10^9/L，中性粒细胞百分率 85.7%，血红蛋白 79g/L；电解质检查示低钾血症（钾 3.41mmol/L）；随机血糖升高（26.88mmol/L），低蛋白血症（白蛋白 32g/L），尿素 12.2mmol/L，实际碳酸氢根26.3mmol/L。

二、临床诊断

①重症多形红斑/中毒性表皮坏死松解症（SJS/TEN），与PD-1 抑制剂有关，irAEs Ⅳ级；②原发胸腺恶性肿瘤。

三、治疗过程

永久终止 PD-1 抑制剂治疗。给予甲泼尼龙 40mg q.d.，静脉注射免疫球蛋白 20mg q.d.×3，头孢曲松钠、莫西沙星抗感染；加强皮肤护理，局部外用莫匹罗星软膏，油纱布外敷保护；加强营养支持，输注白蛋白，维持水电解质、酸碱平衡；加强口腔护理，予胰岛素控制血糖、肝素抗凝等对症支持治疗。根据皮损恢复情况，激素每 3d 逐渐减量至 10mg q.d.。2 周后，患者皮损明显好转，见新生皮肤生成，仅腰骶部受压部位有糜烂皮损，出院随访。

四、病例总结

本例患者临床诊断为重症多形红斑／中毒性表皮坏死松解症（SJS/TEN）（与 PD-1 抑制剂有关，irAEs Ⅳ级）。诊断依据：①老年女性，71 岁；②全身泛发疼痛性红斑、糜烂 2 个月；③全身弥漫性红斑，大片融合性表皮剥脱；④尼科利斯基征阳性；⑤口腔、会阴黏膜糜烂；⑥皮肤组织病理学检查示表皮下大疱；⑦低钾血症；⑧原发胸腺恶性肿瘤病史。

诊断明确后，予患者永久终止 PD-1 抑制剂，以及系统糖皮质激素、静脉注射免疫球蛋白、系统抗生素抗感染等综合治疗。2 周后，患者皮损明显好转，出院随访。

病例 2　一例 PD-1 抑制剂致大疱性类天疱疮病例

病例概要

本病例为一例 55 岁男性患者，行肝脏肿瘤介入切除术后采用 PD-1 抑制剂（特瑞普利单抗）治疗，期间躯干、四肢出现红斑、水疱、血疱，疱壁紧张，疱液清亮，剧烈瘙痒，外用糖皮质激素及抗感染治疗无效。暂停使用 PD-1 抑制剂，采用系统糖皮质激素、局部糖皮质激素软膏治疗后皮肤症状好转。

一、病例资料

患者，男性，55 岁。主诉全身皮疹伴疼痛 3 个月，逐渐加重。

现病史：患者 7 年前发现肝脏肿瘤，曾在外院行 3 次肿瘤介入切除手术。于 2020 年复发，同年 11 月 9 日再次行介入手术,术后予PD-1抑制剂(特瑞普利单抗)180mg/2周静脉滴注。于PD-1抑制剂第五个疗程后,出现上肢散在瘙痒性红斑,外用糖皮质激素后好转,但病程中皮疹反复出现。近2周,皮疹加重,广泛累及躯干、四肢,呈红斑、水疱、血疱,疱壁紧张,疱液清亮,剧烈瘙痒。外用糖皮质激素无效,抗感染治疗无效。无发热、口腔溃疡,无生殖器糜烂、溃疡及其他不适。

既往史:有慢性乙型肝炎病史,长期服用恩替卡韦。无高血压、糖尿病、自身免疫性疾病等慢性病史。

家族史:家族中无其他类似患者及恶性肿瘤患者。

体格检查:生命体征平稳,一般情况尚可,系统检查未见异常,未触及肿大淋巴结。皮肤专科检查:躯干、四肢可见水肿性红斑,大小不等水疱、大疱、血疱,疱壁紧张,有融合倾向,部分糜烂面上有血痂,尼科利斯基征阴性,水疱累及35%BSA(图1-6)。口腔、外生殖器未见皮疹。腹部可见长约15cm陈旧性手术瘢痕。

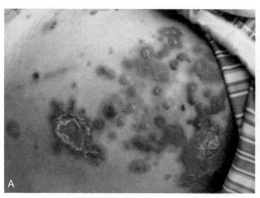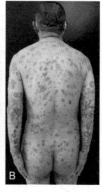

图1-6　A.大腿可见红斑、水疱;B.四肢、躯干广泛红斑水疱,上覆血痂

实验室及辅助检查:血常规示嗜酸性粒细胞计数升高($1.30 \times 10^9/L$)。IgE升高(1 070.0IU/mL)。水、电解质、肝肾功能检查未见异常。腹部损害组织病理检查示:表皮下水疱伴中性粒细胞及嗜酸性粒细胞浸润(图1-7)。直接免疫荧光:C3基底膜带线状荧光沉积(弱阳性);间接免疫荧光IgG阳性:基

底膜带线状荧光＋棘细胞间荧光沉积；C3 阳性：棘细胞间荧光沉积。抗 BP180 抗体 113.50U/mL（+）（正常参考值：< 9.0U/mL），抗 BP230 抗体 8.18U/mL（+）（正常参考值：< 7.0U/mL），抗桥粒芯糖蛋白 1 抗体 10.30U/mL（−），抗桥粒芯糖蛋白 3 抗体 7.37U/mL（−）。

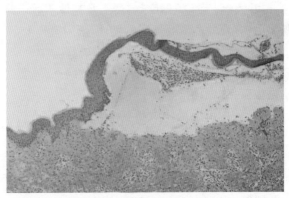

图 1-7　腹部皮肤组织病理表现（HE 染色，×10）

二、临床诊断

①大疱性类天疱疮，与 PD-1 抑制剂有关，irAEs Ⅲ级；②原发肝细胞恶性肿瘤。

三、治疗过程

暂停 PD-1 抑制剂。给予甲泼尼龙 40mg q.d. 治疗，同时外用艾洛松、复方多黏菌素 B，辅以护胃、补钾、补钙等对症支持治疗。用药第 3 天，红斑面积开始渐渐缩小，水疱、糜烂逐渐结痂、吸收。门诊随访至今。泼尼松逐渐减量，皮疹消退，仅留有色素沉着。ICIs 治疗仍暂停。

四、病例总结

本例患者临床诊断为大疱性类天疱疮（与 PD-1 抑制剂有关，irAEs Ⅲ级）。诊断依据：①老年男性，55 岁；②上肢瘙痒性红斑 2 个月，躯干、四肢瘙痒性红斑、水疱 2 周；③疱壁紧张，疱液清亮；④尼科利斯基征阴性；⑤口腔、会阴黏膜无糜烂；⑥皮肤组织病理学检查示表皮下大疱；⑦直接免疫荧光：C3 基底膜带线状荧光沉积（弱阳性）；⑧间接免疫荧光检查血清 IgG 和 C3 阳性：基底膜带线状荧光 + 棘细胞间荧光沉积，棘细胞间荧光沉积；⑨复发性肝恶性肿瘤病史。

　　PD-1 抑制剂相关大疱性类天疱疮，与 BP 相似，好发于老年人，尤其多见于 60 岁以上老年人，这可能与老年人恶性肿瘤发病率高有关。目前 PD-1 抑制剂引起 BP 的发病机制尚不明确，但有文献认为可能是恶性肿瘤具有特异性抗体，与抗基底膜带抗体存在共同抗原，能够识别致病性抗体 BP180 和 BP230，发生免疫交叉反应，最终导致 BP。

　　诊断明确后，予暂停使用 PD-1 抑制剂，并采用系统糖皮质激素、局部糖皮质激素软膏治疗，患者皮肤症状好转后出院。门诊随访至今，患者皮疹基本消退，仅留有色素沉着。

参考文献

［1］　GEISLER AN, PHILLIPS GS, BARRIOS DM, et al. Immune checkpoint inhibitor-related dermatologic adverse events. J Am Acad Dermatol, 2020, 83(5): 1255-1268.

［2］　SIBAUD V. Dermatologic reactions to immune checkpoint inhibitors: skin toxicities and immunotherapy. Am J Clin Dermatol, 2018, 19(3): 345-361.

［3］　PLACHOURI KM, VRYZAKI E, GEORGIOU S. Cutaneous adverse events of immune checkpoint inhibitors: a summarized overview. Curr Drug Saf, 2019, 14(1): 14-20.

［4］　赵辩. 中国临床皮肤病学. 2 版. 南京：江苏科学技术出版社，2017.

［5］　HUA C, BOUSSEMART L, MATEUS C, et al. Association of vitiligo with tumor response in patients with metastatic melanoma treated with pembrolizumab. JAMA Dermatol, 2016, 152(1): 45-51.

[6] 谢波, 李新宇. 免疫检查点抑制剂的皮肤并发症及治疗进展. 国际皮肤性病学杂志, 2017, 43 (4): 189-192.

[7] SIBAUD V, MEYER N, LAMANT L, et al. Dermatologic complications of anti-PD-1/PD-L1 immune checkpoint antibodies. Curr Opin Oncol, 2016, 28(4): 254-263.

[8] QUACH HT, DEWAN AK, DAVIS EJ, et al. Association of anti-programmed cell death 1 cutaneous toxic effects with outcomes in patients with advanced melanoma. JAMA Oncol, 2019, 5(6): 906-908.

[9] SAW S, LEE HY, NG QS. Pembrolizumab-induced Stevens-Johnson syndrome in non-melanoma patients. Eur J Cancer, 2017, 81: 237-239.

[10] FREITES-MARTINEZ A, KWONG BY, RIEGER KE, et al. Eruptive keratoacanthomas associated with pembrolizumab therapy. JAMA Dermatol, 2017, 153(7): 694-697.

[11] MUNOZ J, GUILLOT B, GIRARD C, et al. First report of ipilimumab-induced Grover disease. Br J Dermatol, 2014, 171(5): 1236-1237.

[12] KOELZER VH, BUSER T, WILLI N, et al. Grover's-like drug eruption in a patient with metastatic melanoma under ipilimumab therapy. J Immunother Cancer, 2016, 4: 47.

[13] RIVERA N, BOADA A, BIELSA MI, et al. Hair Repigmentation during immunotherapy treatment with an anti-programmed cell death 1 and anti-programmed cell death ligand 1 agent for lung cancer. JAMA Dermatol, 2017, 153(11): 1162-1165.

[14] MA B, ANANDASABAPATHY N. Immune checkpoint blockade and skin toxicity pathogenesis. J Invest Dermatol, 2022, 142(3 Pt B): 951-959.

[15] 刘韵袆, 姜沛彧, 李敏, 等. 免疫检测点抑制剂皮肤相关不良反应. 中国麻风皮肤病杂志, 2022, 38 (2): 135-138.

[16] HABRE M, HABRE SB, KOURIE HR. Dermatologic adverse events of checkpoint inhibitors: what an oncologist should know.

Immunotherapy, 2016, 8(12): 1437-1446.

[17] COLLINS LK, CHAPMAN MS, CARTER JB, et al. Cutaneous adverse effects of the immune checkpoint inhibitors. Curr Probl Cancer, 2017, 41(2): 125-128.

[18] WANG DY, SALEM JE, COHEN JV, et al. Fatal toxic effects associated with immune checkpoint inhibitors: a systematic review and meta-analysis. JAMA Oncol, 2018, 4(12): 1721-1728.

[19] COLEMAN EL, OLAMIJU B, LEVENTHAL JS. The life-threatening eruptions of immune checkpoint inhibitor therapy. Clin Dermatol, 2020, 38(1): 94-104.

[20] ELLIS SR, VIERRA AT, MILLSOP JW, et al. Dermatologic toxicities to immune checkpoint inhibitor therapy: a review of histopathologic features. J Am Acad Dermatol, 2020, 83(4): 1130-1143.

[21] JOHNSON DB, SULLIVAN RJ, OTT PA, et al. Ipilimumab therapy in patients with advanced melanoma and preexisting autoimmune disorders. JAMA Oncol, 2016, 2(2): 234-240.

第二章　反应性皮肤毛细血管增生症管理

第一节　反应性皮肤毛细血管增生症概述

一、定义与分类

反应性皮肤毛细血管增生症(reactive cutaneous capillary endothelial proliferation, RCCEP)是一种主要发生于皮肤的免疫相关不良反应(irAEs)。按照外观形态,RCCEP 大致可分为红痣型、珍珠型、桑椹型、斑片型和瘤样型,其中以红痣型和珍珠型最为多见。

二、发生率

RCCEP 的发生率为 12.1%～97.3%,且大多为 G1～G2 级,无危及生命的风险。在接受免疫检查点抑制剂(ICIs)治疗的患者中,G1 级 RCCEP 的发生率为 71.1%～80.0%,G3 级 RCCEP 的发生率仅为 0～4.8%。目前尚无 ICIs 治疗导致 G4～G5 级 RCCEP 的报道。大部分 RCCEP 出现在首次使用 ICIs 后 2～4 周。王锋等在 2017 年首次报道,卡瑞利珠单抗治疗原发性肝癌时发生 RCCEP,卡瑞利珠单抗单药组、卡瑞利珠单抗联合阿帕替尼组和卡瑞利珠单抗联合 FOLFOX4 方案[奥沙利铂(L-OHP)+ 亚叶酸钙(CF)+5- 氟尿嘧啶(5-FU)化疗方案]组 RCCEP 的发生率分别为 77.1%(27/35)、33.3%(2/6)和 61.1%(11/18),卡瑞利珠单抗单药治疗时 RCCEP 的发生率较高,而卡瑞利珠单抗联合抗血管生成药或化疗药治疗时 RCCEP 的发生率明显降低。

其他 ICIs 也可以引起 RCCEP。Hwang 等曾报道，接受纳武利尤单抗和帕博利珠单抗治疗的晚期转移性黑色素瘤患者中，48.8%（40/82）出现了皮肤不良反应，其中有 2 例（2.4%）发生了 RCCEP。

第二节　反应性皮肤毛细血管增生症的诊断与分级

一、临床表现

RCCEP 主要发生于人的体表皮肤，大多见于头面部和躯干部，极少数出现在口腔、鼻腔或眼睑黏膜，迄今为止尚未发现发生于支气管、食管和胃肠黏膜的病例。在同一患者身上可以见到多种形态的 RCCEP。初始往往为鲜红色点状，直径 ≤ 2mm（红痣型），少数为斑片型或桑椹型；部分红痣型病变可以逐渐发展为珍珠型结节，颜色鲜红或暗红，易破溃出血；少数珍珠型结节可以增大，发展为瘤样型（直径 > 10mm）。光镜下显示红白均质背景下多个小的边界清晰的红色腔隙，散在分布于皮损区域内。

大多数患者的 RCCEP 在首次用药后第 1 个周期（2～4周内）出现，在用药当天或随后数天内结节颜色比较鲜亮，随着用药频次增加，结节可增大、增多，范围逐渐扩大，大多数皮肤结节在首次用药后 3～4 个月时便不再增大，有些结节逐渐发生皱缩、干燥、颜色变黑，或形成带蒂的结节，可自行脱落，且不遗留明显瘢痕。用药 3～4 个月后新出现的结节往往比较小，颜色较暗。部分患者在用卡瑞利珠单抗治疗期间 RCCEP 自行消退，也可能在用药期间持续存在，停药后 1～2 个月可自行萎缩、消退或坏死脱落。

二、相关检查

RCCEP 的病理表现为皮肤真皮层毛细血管增生。红痣型病变位于真皮网状层，增生的毛细血管排列稀疏，其内衬的内皮细胞增大,无异型性,内皮细胞均为单层,管腔内多见单个红细胞(图2-1A)。珍珠型或瘤样型病变位于真皮网状层,增生的毛细血管呈分叶状或结节状排列,毛细血管的内皮细胞为多层,管腔内可见多个红细胞,小叶间为纤维结缔组织,小叶内或小叶间可见管腔较大的营养性血管,间质可出现纤维化(图2-1B)。

免疫组化染色(图2-2)显示毛细血管内皮细胞(CD31)强染色以及内皮细胞增殖分裂(Ki-67),血管内皮生长因子(vascular endothelial growth factor,VEGF)-A水平局灶性显著增加,并且激活VEGF R2信号(Y1175磷酸化)。对RCCEP组织活检进行免疫细胞浸润染色,发现局部CD4$^+$T细胞增加,而CD8$^+$T细胞增加并不明显;CD4$^+$T细胞分布在毛细血管周围,并且伴随Th2型细胞因子IL-4高表达;IL-4诱导M2巨噬细胞(CD163$^+$)分化并聚集在血管旁,通过释放VEGF-A促进血管增生。

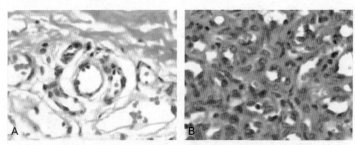

图2-1　RCCEP病理组织形态(HE染色,×400)

A.红痣型RCCEP病理组织;B.珍珠型或瘤样型RCCEP病理组织。

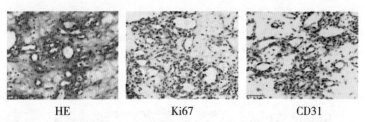

HE　　　　　　Ki67　　　　　　CD31

图2-2　珍珠型RCCEP皮肤结节组织的免疫组化染色(×400)

三、分级

由于美国癌症研究所的常见不良反应事件评价标准（Common Terminology Criteria for Adverse Events, CTCAE）缺乏针对 RCCEP 的分级标准。此分级参考皮肤和皮下组织疾病的分级标准。

G1 级：单个或多个结节，其中最大结节直径 ≤ 10mm，伴或不伴破溃出血。

G2 级：单个或多个结节，最大结节直径 > 10mm，伴或不伴破溃出血。

G3 级：全身泛发性皮肤结节，可并发皮肤感染；可能需要住院治疗。

G4~G5 级：多发和泛发，危及生命或引起死亡。

四、鉴别诊断

RCCEP 曾被误称为毛细血管瘤，此后发现两者在病因学、发病机制、形态表现、病理特征、治疗效果以及转归等方面存在诸多显著差异。毛细血管瘤属于先天性血管发育畸形，多见于婴幼儿，表浅型表现为表皮深红色肿物，皮下型表现为皮肤下淡蓝色团块状物质，可能与胚胎发育异常、遗传、外伤及雌激素等因素有关，与免疫治疗无关；而 RCCEP 则是典型的由使用 PD-1 抑制剂等导致的皮肤 irAEs，有多种形态学表现且呈动态变化，具有自限性。

第三节　反应性皮肤毛细血管增生症的治疗与预防

一、治疗原则

应用卡瑞利珠单抗治疗引起的 RCCEP 绝大多数为 G1~G2 级，大多数情况下不需要停药和特殊处理，患者会逐渐适应，结节可自行缩小甚至消退；停药后大多数于 1~2 个月可以自行消退,因此,临床上对于大部分 RCCEP 可以观察或对症处理,不需要特殊治疗。RCCEP 对糖皮质激素治疗不敏感,若结节较大且有破溃出血,可以局部应用云南白药粉、凝血酶冻干粉以及创可贴等止血,必要时外涂抗生素软膏以预防感染;少数患者可以采取小手术切除或激光治疗。如果出现皮肤感染,则应酌情积极给予局部或全身性抗生素治疗。

二、分级治疗

RCCEP 分级治疗方案见表 2-1。

表 2-1　RCCEP 分级治疗方案

分级	治疗方案
G1	·可继续 ICIs 治疗 ·易摩擦部位可用纱布保护,避免出血 ·破溃出血者可采用局部压迫止血治疗
G2	·可继续 ICIs 治疗 ·易摩擦部位可用纱布保护,避免出血 ·破溃出血者可采用局部压迫止血治疗或采取局部治疗措施,如激光或外科切除等,避免破溃处感染
G3	·暂停 ICIs 治疗 ·易摩擦部位可用纱布保护,避免出血 ·破溃出血者可采用局部压迫止血治疗或采取局部治疗措施,如激光或外科切除等 ·对并发感染者可给予抗感染治疗 ·可待症状恢复至 ≤ G2 级后,再恢复 ICIs 使用

三、预防

目前无明确推荐应用特定药物来预防 RCCEP,但联合应用抗血管生成药物(如沙利度胺、阿帕替尼等)可减少 RCEEP 发生。Song 等研究发现联合应用沙利度胺 RCCEP 发生率显著低于单用卡瑞利珠单抗($P=0.023$),卡瑞利珠单抗联合沙利度胺组中有 2 例(2/9,22.2%)患者出现 RCCEP,而卡瑞利珠单抗单药组中有 8 例(8/10,80%)患者出现 RCCEP。

第四节　反应性皮肤毛细血管增生症典型病例

一例 ICIs 相关 RCCEP 病例

病例概要

本病例为一例 38 岁男性患者,因肝细胞癌术后肺转移应用阿帕替尼和卡瑞利珠单抗治疗,治疗期间出现头皮、左足、右手散在性毛细血管增生,程度为 G1 级,未做特殊处理,停药 1 个月余后全身皮肤多发毛细血管增生灶较用药期间加重,达 G2 级。在皮肤科行激光治疗后好转,所有毛细血管增生灶于停药 5 个月后消失。

一、病历资料

患者,男性,38 岁,2018 年 1 月确诊为肝细胞癌伴门静脉癌栓,行 4 次介入治疗后,于 2018 年 5 月行肝癌切除 + 胆囊切除术,术后病理示低分化肝细胞癌。术后出现双肺多发转移,参加 SHR-1210-APTN-208-HCC 研究,应用阿帕替尼和卡瑞利珠单抗治疗。在双药联合治疗期间出现 RCCEP,程度为 G1 级,无特殊处理。肿瘤疗效理想,影像学评价为部分缓解(partial response,PR)。1 年后停止研究药物治疗。结束用药 2 个月后,RCCEP 反而较用药期间加重,达 G2 级。

既往史:发现乙型肝炎病史 1 年余,服用替诺福韦抗病毒治疗,其余既往史无特殊。

个人史:无特殊。

家族史:无特殊。

查体:体温 36.5℃,脉率 63 次 /min,呼吸频率 18 次 /min,血压 104/75mmHg。全身多发毛细血管增生,最严重时数量＞

100个,最大位于右侧眉弓,直径约为20mm,伴有破溃出血。其余无明显异常体征。

二、临床诊断

目前诊断:①肝细胞癌术后肺转移;②乙型肝炎病毒携带者;③胆囊切除术后状态;④ICIs相关RCCEP,G1~G2级。

三、治疗过程

患者于2018年6月21日开始应用阿帕替尼250mg q.d.联合卡瑞利珠单抗200mg q.2w.治疗,2018年10月10日(C5D1)按RECIST 1.1标准评价疗效为PR,此后一直持续PR状态。2019年2月20日(C10D1)开始出现头皮、左足、右手散在性毛细血管增生,程度为G1级(最大直径为2mm)。2019年5月9日(C12D15)因谷草转氨酶(glutamic-oxaloacetic transaminase,GOT)升高暂停阿帕替尼,停用阿帕替尼期间RCCEP较联合用药期间加重,伴有破溃(最大直径>10mm,G2级)。2019年5月23日(C13D1)恢复服用阿帕替尼后RCCEP逐渐缩小,恢复至G1级。因患者持续PR后用药已接近1年,2019年9月3日予停止阿帕替尼和卡瑞利珠单抗研究药物治疗。2019年10月后全身皮肤多发毛细血管增生灶较之前持续增多(图2-3、图2-4),达G2级(数量>100个,最大位于右侧眉弓,直径为20mm,伴有破溃出血)。2019年10月17日—30日,患者在外院皮肤科行激光治疗。较大增生灶经激光治疗后已愈合,原较小增生灶于停药5个月后逐渐自行消失(图2-5)。随访至今肿瘤仍为PR状态,

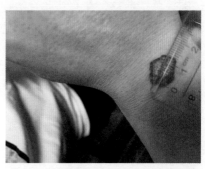

图2-3　患者经卡瑞利珠单抗治疗后手部皮肤毛细血管增生情况(2019年10月)

RCCEP 未再出现,在治疗过程中无消化道出血,粪便潜血一直阴性,未行胃肠镜检查。

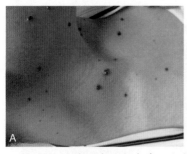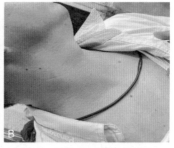

图 2-4　患者经卡瑞利珠单抗治疗后颈部皮肤毛细血管增生情况

A. 2019 年 10 月;B. 2022 年 5 月。

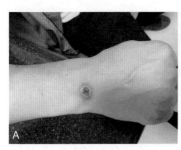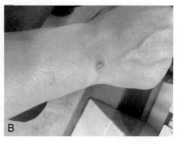

图 2-5　患者经阿帕替尼联合卡瑞利珠单抗治疗后手部毛细血管增生灶激光治疗后情况

A. 2019 年 12 月;B. 2022 年 5 月。

四、病例总结

本病例分析展示了一例肝细胞癌术后肺转移患者经卡瑞利珠单抗治疗后出现免疫相关 RCCEP 的诊疗过程。从病程介绍可以看出,免疫治疗引起的 RCCEP 有一定持续效应,在停药后仍可出现,直至停药后半年内自行好转。此外,联合应用抗血管生成的靶向药物可能有助于控制免疫相关 RCCEP 的出现。本例患者在卡瑞利珠单抗单药治疗期间

RCCEP 加重，恢复阿帕替尼服用后 RCCEP 可缓解。当患者出现 RCCEP 时，应告知患者避免抓挠或摩擦，易摩擦部位可用纱布保护以避免出血；若破溃出血可采用局部压迫止血，较大（直径＞1cm）的增生灶可以采取激光局部治疗，同时防止皮肤继发感染。需要注意的是，RCCEP 可能在皮肤以外的其他组织发生（包括内脏器官），必要时应进行相应检查，如大便潜血、内镜及影像学检查。

参考文献

［1］ XU J, ZHANG Y, JIA R, et al. Anti-PD-1 antibody SHR-1210 combined with apatinib for advanced hepatocellular carcinoma, gastric, or esophagogastric junction cancer: an open-label, dose escalation and expansion study. Clin Cancer Res, 2019, 25(2): 515-523.

［2］ SONG Y, WU J, CHEN X, et al. A single-arm, multicenter, phase Ⅱ study of camrelizumab in relapsed or refractory classical hodgkin lymphoma. Clin Cancer Res, 2019, 25(24): 7363-7369.

［3］ HUANG J, XU B, MO H, et al. Safety, activity, and biomarkers of SHR-1210, an anti-PD-1 antibody, for patients with advanced esophageal carcinoma. Clin Cancer Res, 2018, 24(6): 1296-1304.

［4］ Yang JJ , HUANG C, FAN Y, et al. Camrelizumab in different PD-L1 expression cohorts in pre-treated advanced/metastatic non-small cell lung cancer: a phase Ⅱ umbrella study. Cancer Immunol Immunother, 2022, 71(6): 1393-1402.

［5］ 秦叔逵，马军，李进，等．卡瑞利珠单抗致反应性皮肤毛细血管增生症临床诊治专家共识．临床肿瘤学杂志，2020，25（9）：840-848.

［6］ 王锋，秦叔逵，方维佳，等．抗 PD-1 单抗 SHR-1210 治疗原发性肝癌引发皮肤毛细血管增生症的临床病理报告．临床肿瘤学杂志，2017，22（12）：1066-1072.

［7］ HWANG SJ, CARLOS G, WAKADE D, et al. Cutaneous adverse events (AEs) of anti-programmed cell death (PD)-1 therapy in patients with metastatic melanoma: a single-institution cohort. J Am Acad Dermatol, 2016, 74(3): 455-461, e1.

［8］ SHI VJ, RODIC N, GETTINGER S, et al. Clinical and histologic features of lichenoid mucocutaneous eruptions due to anti-programmed cell death 1 and anti-programmed cell death ligand 1 immunotherapy. JAMA Dermatol, 2016, 152(10): 1128-1136.

［9］ 曲文书,王锋,秦叔逵.卡瑞利珠单抗引起反应性皮肤毛细血管增生症的回顾性研究.2020 CSCO 年会论文集:创新药物专场.2020.

［10］ 龙方园,何芳,涂洁,等.PD-1 抑制剂(卡瑞利珠单抗)致反应性毛细血管增生症三例并文献复习.中国麻风皮肤病杂志,2020(4):219-223.

［11］ WANG F, QIN S, SUN X, et al. Reactive cutaneous capillary endothelial proliferation in advanced hepatocellular carcinoma patients treated with camrelizumab: data derived from a multicenter phase 2 trial. J Hematol Oncol, 2020, 13(1): 47.

［12］ 中国临床肿瘤学会指南工作委员会.中国临床肿瘤学会(CSCO)免疫检查点抑制剂相关的毒性管理指南 2021.北京:人民卫生出版社,2021.

［13］ SONG G, ZHANG FF, CHENG HD. Thalidomide for prevention of camrelizumab-induced reactive cutaneous capillary endothelial proliferation. Australas J Dermatol, 2022, 63(2): 217-221.

第三章　免疫治疗相关内分泌毒性管理

第一节　免疫治疗相关内分泌毒性概述

ICIs 导致的内分泌毒性（即内分泌 irAEs）在临床上较为常见，主要受累的内分泌腺体是甲状腺和垂体，而肾上腺和胰腺等受累较为少见。ICIs 相关内分泌毒性的临床表现异质性较大，轻症无特异性症状，仅在常规检查时发现；而重症，如垂体危象、肾上腺危象、糖尿病酮症酸中毒等，若不及时诊治甚至可危及生命。

ICIs 相关甲状腺功能障碍多为 ICIs 使用后出现的破坏性甲状腺炎，可表现为甲状腺毒症、显性或亚临床甲状腺功能减退症，是最常见的内分泌 irAEs，多在用药后 2～8 周出现。其发生率与 ICIs 药物种类有关。单药治疗中，PD-1 抑制剂的 ICIs 相关甲状腺功能障碍发生率（5%～10%）最高，高于 PD-L1 抑制剂和 CTLA-4 抑制剂（0～5%）；CTLA-4 和 PD-1/PD-L1 抑制剂联合治疗的 ICIs 相关甲状腺功能障碍发生率最高（10.2%～16.4%）。此外，ICIs 相关甲状腺功能障碍更常见于年轻女性，其发生率还与甲状腺自身抗体水平、是否合并自身免疫性疾病等相关。患者在接受 ICIs 治疗前应完善甲状腺功能检查。治疗后 3 个月内发生甲状腺 irAEs 频率较高，因此推荐在每次治疗前均监测甲状腺功能，至少持续 5～6 个治疗周期。

ICIs 相关垂体炎为 ICIs 治疗引起的垂体免疫相关不良反应，可导致不同程度的垂体前叶功能损伤，临床表现缺乏特异性，头痛、乏力、恶心和食欲减退为常见的临床表现，鞍区影像学检查可见垂体体积正常或轻中度增大。及早识别并给予相应替代治疗至关重要。ICIs 相关垂体炎的发生时间与 ICIs 的种类、是否联合用药有关。CTLA-4 抑制剂和 PD-1 抑制剂联合治疗出现垂体炎时间较早,平均在用药后 30d 出现;单用 CTLA-4 抑制剂者的垂体炎多在用药后 2~3 个月出现;单用 PD-1/PD-L1 抑制剂者的垂体炎发生时间在用药后 3~5 个月。单药治疗中,伊匹木单抗治疗者的垂体炎发生率为 3.2%~5.6%,且药物剂量越大,发生率越高;PD-1 抑制剂治疗者发生的垂体炎发生率为 0.4%~1.1%,PD-L1 抑制剂治疗者的垂体炎发生率不足 0.1%。CTLA-4 抑制剂和 PD-1 抑制剂联合治疗导致的垂体炎发生率为 6.4%~10.5%。此外,ICIs 相关垂体炎在 60 岁以上男性中最为常见。

ICIs 相关原发性肾上腺皮质功能减退症是由 ICIs 引起自身免疫性肾上腺功能异常,导致肾上腺来源的糖皮质激素及盐皮质激素缺乏,是较罕见的内分泌 irAEs。其发生率为 0.8%~2%,联合用药发生率可升至 4.2%~7.9%。ICIs 相关原发性肾上腺皮质功能减退症多于 PD-1 抑制剂单药治疗数月后出现,CTLA-4 抑制剂单药治疗或联合用药可使其提前出现。

ICIs 相关糖尿病是指 ICIs 治疗后新出现的糖尿病。既往已诊断为 2 型糖尿病患者出现不能解释的血糖快速升高时,也应警惕合并 ICIs 相关糖尿病。ICIs 相关糖尿病的发生率 < 1%,主要发生于 PD-1 抑制剂使用后,少部分发生于 PD-L1 抑制剂使用后,CTLA-4 抑制剂使用后出现糖尿病仅有个例报道。ICIs 相关糖尿病通常于用药后数周至 1 年内起病,平均起病时间约为 20 周。

第二节　免疫治疗相关内分泌毒性的诊断、分级与治疗

一、ICIs 相关甲状腺功能障碍

1. 临床表现　ICIs 相关甲状腺功能障碍的典型临床表现

分两个阶段:初期,由于破坏性甲状腺炎引起甲状腺毒症,患者可无症状或症状较轻,少部分患者可出现怕热、心悸、多汗、体重下降等,多在4～6周内缓解;进展为甲状腺功能减退症,出现乏力、怕冷、水肿和便秘等,查体可发现皮肤粗糙、心动过缓等。

2. 相关检查

(1)实验室检查:ICIs 相关甲状腺功能障碍患者在甲状腺毒症期可出现血清游离三碘甲状腺原氨酸(free triiodothyronine,FT_3)、游离甲状腺素(free thyroxine,FT_4)水平升高,促甲状腺激素(thyroid stimulating hormone,TSH)水平降低;在甲状腺功能减退期可出现 FT_4 水平降低、TSH 水平升高。甲状腺自身抗体如甲状腺过氧化物酶抗体(thyroid peroxidase antibody,TPO-Ab)、促甲状腺激素受体抗体(thyroid stimulating hormone receptor antibody,TRAb)可协助鉴别病因。

(2)影像学检查:甲状腺超声可见甲状腺腺体弥漫性病变,腺体内回声减低或不均匀。

3. 诊断与分级

(1)诊断:ICIs 相关甲状腺功能障碍可通过临床表现和甲状腺功能检测明确诊断。在 ICIs 治疗 2 周后,如果患者出现心悸、多汗、体重下降等,需要考虑 ICIs 相关甲状腺毒症可能,若 TSH 水平降低、FT_4 水平升高则支持这一诊断;如果患者出现乏力、畏寒、水肿,需要考虑 ICIs 相关甲状腺功能减退,若 TSH 水平升高、FT_4 水平降低则可诊断 ICIs 相关原发性甲状腺功能减退。同时,需要行 TPO-Ab、TRAb 检查协助鉴别病因。如果患者 FT_4 水平降低,而 TSH 水平正常或低于正常值,需要考虑存在 ICIs 相关继发性甲状腺功能减退(垂体前叶功能减退导致的甲状腺功能减退,详见 ICIs 相关垂体炎)。

(2)分级

1)ICIs 相关甲状腺功能减退

G1 级:无症状,实验室检测发现,单纯 TSH 水平升高,TSH $\geq 10\mu IU/mL$ 时需要给予左甲状腺素替代治疗。

G2 级:有症状,需要行左甲状腺激素替代治疗。

G3级:有严重症状,个人自理能力受限;需要住院治疗。

G4级:危及生命,需要紧急干预。

2)ICIs相关甲状腺功能亢进

G1级:无症状,实验室检测发现,单纯TSH水平低于正常值,需要密切监测患者症状和甲状腺功能。

G2级:有症状,影响日常生活活动;需要行抗甲状腺治疗。

G3级:有严重症状,个人自理能力受限;需要住院治疗。

G4级:危及生命,需要紧急干预。

(3)鉴别诊断

1)继发性甲状腺功能减退症:ICIs引起垂体功能异常,可表现为继发性甲状腺功能减退,其特点为FT$_4$水平降低,TSH水平在正常范围或降低。其常伴有其他垂体前叶功能减退,因此如果怀疑继发性甲状腺功能减退,应尽快做其他垂体前叶功能[包括清晨血清促肾上腺皮质激素(adrenocorticotropic hormone,ACTH)、血总皮质醇、促生长素(growth hormone,GH)、胰岛素样生长因子-1(insulin-like growth factor-1,IGF-1)和性腺激素]检测和垂体磁共振成像(magnetic resonance imaging,MRI)检查。

2)格雷夫斯(Graves)病:为ICIs相关甲状腺功能障碍的罕见情况,仅有少量病例报道。临床表现除甲状腺毒症外,还伴有突眼、甲状腺肿等体征,TRAb抗体、甲状腺超声、甲状腺摄碘率检查可协助病因的鉴别诊断。

4. ICIs相关甲状腺功能障碍治疗

(1)治疗原则:ICIs相关甲状腺功能障碍的治疗需要结合患者的临床表现、甲状腺功能障碍的类型及严重程度来决定。

对于ICIs相关原发性甲状腺功能减退症患者,如果为轻度亚临床甲状腺功能减退,可每2~4周监测甲状腺功能;如果TSH > 10μIU/mL,可补充左甲状腺素钠,推荐剂量为1.0~1.6μg/(kg·d),并监测甲状腺功能,根据甲状腺功能调整用药;对于高龄或合并心血管疾病患者,左甲状腺素钠剂量可从12.5μg/d起始,逐渐进行药物滴定至甲状腺功能正常。

对于 ICIs 相关甲状腺毒症患者,如果仅有 TSH 水平降低,可密切监测甲状腺功能;如果 FT_4 水平升高,且有心悸等临床表现,可予 β 受体阻滞剂等药物对症治疗,并建议请内分泌科专科医师协助抗甲状腺功能治疗。

(2)分级治疗:ICIs 相关原发性甲状腺功能减退和甲状腺功能亢进分级治疗方案见表 3-1 和表 3-2。

表 3-1　ICIs 相关原发性甲状腺功能减退分级治疗方案

分级	治疗方案
G1	·可继续 ICIs 治疗 ·监测 TSH 和 FT_4,每 2～4 周 1 次
G2	·继续 ICIs 治疗 ·TSH 水平升高($> 10\mu IU/mL$),补充左甲状腺素钠 ·监测 TSH 及 FT_4,每 2～4 周 1 次
G3	·内分泌科会诊
G4	·暂停 ICIs 治疗 ·内分泌科会诊 ·按照甲状腺功能减退黏液性水肿、昏迷处理

表 3-2　ICIs 相关甲状腺功能亢进分级治疗方案

分级	治疗方案
G1	·可继续 ICIs 治疗 ·监测 TSH 和 FT_4,每 2～4 周 1 次
G2	·暂停 ICIs 治疗至甲状腺功能恢复正常 ·β 受体阻滞剂对症治疗;内分泌科会诊诊治甲状腺功能亢进
G3	·监测 TSH 和 FT_4,每 2～4 周 1 次
G4	·暂停 ICIs 至甲状腺功能恢复正常 ·内分泌科会诊,按照甲状腺功能亢进危象处理 ·根据病情加用糖皮质激素治疗

注:出现症状后 2～4 周复查甲状腺功能,如 TSH 仍低于正常水平,FT_4、FT_3 水平升高,建议行甲状腺摄 ^{131}I 率、TRAb 检查明确是否存在格雷夫斯病。甲状腺功能亢进通常会发展为甲状腺功能减退,治疗过程中每 2～4 周监测 TSH 和 FT_4 水平,及时调整治疗方案。

（3）治疗重启：待甲状腺功能恢复正常后，可考虑重启ICIs治疗。

二、ICIs相关垂体炎

1. 临床表现 ICIs相关垂体炎的临床表现缺乏特异性，最常见的临床表现为头痛、乏力，其他表现有食欲减退、恶心、呕吐、头晕、性欲减退、闭经等。患者可出现部分或全部垂体前叶功能受损，最为常见的表现为继发性甲状腺功能减退（约占93%），其次为低促性腺激素引起的性腺功能减退（86%）、继发性肾上腺皮质功能减退（75%），对生长激素和催乳素的分泌影响较少，中枢性尿崩症更加罕见。少数垂体炎患者以肾上腺皮质危象起病，表现为严重低血压、食欲减退、呕吐、意识障碍、低钠血症等，ICIs治疗后的患者尤其需要注意。

2. 相关检查

（1）实验室检查：对于疑诊ICIs相关垂体炎的患者，应完善血电解质、血糖检测和垂体功能评估，垂体前叶功能检查包括垂体-甲状腺轴（TSH、FT_4、FT_3）、垂体-肾上腺轴（清晨8点ACTH、血皮质醇）、垂体-性腺轴（黄体生成素、促卵泡激素、雌二醇或睾酮）、生长激素-胰岛素样生长因子1和催乳素。

（2）影像学检查：疑诊ICIs相关垂体炎患者需要完善垂体增强MRI检查，影像学改变可在出现临床症状和生化异常之前出现。影像学典型表现为垂体体积正常或轻中度增大，增大的垂体在增强MRI下可见明显强化。患者垂体多在数周内体积恢复或变小。ICIs相关垂体炎的早期影像学表现可短暂、轻微，MRI正常不能除外垂体炎的诊断。

3. 诊断与分级

（1）诊断标准：ICIs相关垂体炎的诊断依赖ICIs治疗史、临床表现、垂体功能情况及垂体影像学变化。目前暂无ICIs相关垂体炎确切的诊断标准，我国2020年发布的专家共识建议参考以下诊断标准：①有明确ICIs使用史，且垂体炎发病在用药后；②若在用药前垂体功能正常，用药后垂体激素缺乏≥1

种（必须含 TSH 或 ACTH 缺乏）且存在 MRI 异常，或用药后垂体激素缺乏 ≥ 2 种（必须含 TSH 或 ACTH 缺乏）以及有头痛和其他症状。该共识还提出，如鞍区 MRI 提示有垂体炎征象，但无垂体功能减退的证据，也应密切监测相关激素水平。

（2）分级

G1 级：无症状或轻度症状。

G2 级：轻中度，轻微的局部症状；自理能力轻度受损。

G3 级：症状严重但暂时没有生命危险；需要住院或延长住院时间；自理能力严重受损。

G4 级：危及生命，需要紧急干预。

（3）鉴别诊断：ICIs 相关垂体炎需要与其他鞍区疾病（肿瘤转移至鞍区、垂体腺瘤等疾病）进行鉴别，病史、垂体功能受损情况以及鞍区典型影像学改变为鉴别要点。ICIs 相关垂体炎罕见累及垂体后叶、出现中枢性尿崩症，如有类似情况需要警惕其他疾病可能。其影像学多表现为垂体对称、轻至中度均匀增大，且会在 2～3 个月内恢复正常。如果监测发现垂体影像学改变持续存在或有进展，需警惕肿瘤发生鞍区转移的可能。

4. 治疗

（1）治疗原则：ICIs 相关垂体炎治疗要根据患者的症状、垂体功能受损的情况及严重程度来决定。

如果出现继发性肾上腺皮质功能减退，应给予糖皮质激素替代治疗。如果患者一般情况可，无低血压、低钠血症、剧烈头痛等，可予生理剂量糖皮质激素治疗，推荐氢化可的松 10～30mg/d，分 2 或 3 次给药，也可使用泼尼松 5mg 1 次 /d。如果发生肾上腺皮质危象，或有严重低钠血症、剧烈头痛等，需要暂停 ICIs 治疗，并尽快给予超生理剂量糖皮质激素治疗，如氢化可的松 50～100mg 1 次 /8h，待患者症状缓解、血钠稳定后逐渐减量，过渡至生理剂量。给药后需要密切观察患者食欲、体力，监测血压、血糖、电解质水平，根据病情调整药物剂量。ICIs 所致继发性肾上腺皮质功能减退症通常为永久性，需要糖皮质激素长期替代治疗。

对于继发性甲状腺功能减退症,需要给予左甲状腺素钠替代治疗,推荐剂量为 $1.0\sim1.6g/(kg\cdot d)$,每 $4\sim6$ 周复查甲状腺功能,根据 FT_4 水平调整用药。对于高龄或合并心血管疾病患者,左甲状腺素钠剂量可从 12.5g/d 起始。需要特别注意的是,甲状腺激素会促进糖皮质激素清除,如果合并肾上腺皮质功能不全,仅补充甲状腺激素会加重肾上腺皮质功能不全,因此需要先补充糖皮质激素,然后再补充甲状腺激素。

低促性腺激素引起的性腺功能减退方面,部分患者的性腺功能可在数月内恢复,因此治疗初期可监测性腺激素水平变化。如果性腺功能不能恢复,男性患者如无前列腺癌等禁忌证,可补充十一酸睾酮;由于雌激素可增加部分恶性肿瘤和深静脉血栓等的发生概率,绝经前女性应评估利弊后决定是否服用雌激素替代治疗。恶性肿瘤患者禁用生长激素。如果明确存在中枢性尿崩症,可给予去氨加压素替代治疗,根据出入量、血压、电解质调整用药。

(2)分级治疗:ICIs 相关垂体炎分级治疗方案见表 3-3。

表 3-3　ICIs 相关垂体炎分级治疗方案

分级	治疗方案
G1	·继续 ICIs 治疗 ·密切观察临床症状变化,必要时给予生理剂量糖皮质激素和甲状腺激素替代治疗
G2	·继续 ICIs 治疗 ·给予糖皮质激素和甲状腺激素替代治疗
G3	·急性期暂停 ICIs ·结合激素水平给予糖皮质激素和甲状腺激素替代治疗
G4	·内分泌科会诊 ·急性期暂停 ICIs,静脉注射氢化可的松 50～100mg q.8h. ·治疗原发病,去除诱因 ·病情稳定后过渡为口服用药

（3）ICIs治疗重启：如果患者接受激素替代治疗后临床改善，可向其充分交代ICIs治疗风险与获益，并由肿瘤科、内分泌科专科医师共同讨论，决定后续是否继续ICIs治疗。

三、ICIs 相关原发性肾上腺皮质功能减退症

1. **诊断**　ICIs相关原发性肾上腺皮质功能减退症的临床表现包括乏力、食欲减退、恶心、呕吐、体重下降等，伴皮肤色素沉着。由于合并盐皮质激素缺乏，与继发性肾上腺皮质功能减退症相比，原发性肾上腺皮质功能减退症更容易出现低血压及电解质异常（低钠血症、高钾血症）。

对于疑诊该病的患者，推荐检测清晨血皮质醇和ACTH。具体诊断标准如下：①清晨血皮质醇水平降低（< 3g/dL），且ACTH水平升高（>正常上限2倍），可诊断；②清晨血皮质醇水平> 16g/dL，可排除该诊断；③清晨血皮质醇水平为3～15g/dL，可行ACTH兴奋试验，如兴奋后血皮质醇峰浓度< 18g/dL，可诊断。

影像学方面，可完善肾上腺CT检查。ICIs相关原发性肾上腺皮质功能减退症的肾上腺影像学通常表现为双侧肾上腺增大、边缘相对光滑；随病程延长可观察到肾上腺逐渐萎缩、变细，可据此鉴别肿瘤转移、出血或结核分枝杆菌感染等。

ICIs相关原发性肾上腺皮质功能减退症分级诊断如下：

G1级：无症状，激素检测发现ACTH水平升高和血皮质醇水平降低。

G2级：有症状，日常活动不受限。

G3级：有严重症状，日常活动受限，需要住院治疗。

G4级：危及生命，需要紧急干预处理。

2. **治疗**　ICIs相关原发性肾上腺皮质功能减退症治疗要根据患者的症状及严重程度来决定（表3-4）。

表 3-4 ICIs 相关原发性肾上腺皮质功能减退症分级治疗方案

分级	治疗方案
G1	·暂停 ICIs 治疗 ·氢化可的松 15～25mg/d,分 2～3 次口服
G2	·暂停 ICIs 治疗 ·内分泌科会诊 ·氢化可的松 15～25mg/d,分 2～3 次口服 ·如仍有显著失盐表现,酌情加用氟氢可的松 50～100μg/d
G3 G4	·暂停 ICIs 治疗 ·内分泌科会诊 ·静脉注射氢化可的松 100mg q.8h.;病情稳定后氢化可的松减量,逐渐过渡至生理剂量口服替代治疗 ·观察症状、血压、电解质变化

注:症状严重者可在获得实验室检查结果前开始治疗。

对于 ICIs 相关原发性肾上腺皮质功能减退症的患者,待激素替代、病情稳定后,可重启 ICIs 治疗。

四、ICIs 相关糖尿病

1.**诊断** ICIs 相关糖尿病的临床表现为多尿、烦渴、多饮、体重下降等。该类患者病程进展快,严重者可迅速出现腹痛、恶心、呕吐、意识障碍等糖尿病酮症酸中毒表现。既往已患有 2 型糖尿病患者可出现病情难以解释的血糖快速升高或酮症倾向。

对于疑诊 ICIs 相关糖尿病的患者,应监测血糖谱,行动脉血气分析以及尿常规(尿糖、尿酮体)、血酮体、糖化血红蛋白、胰岛 β 细胞功能(空腹及餐后胰岛素、C 肽)、胰岛自身抗体等检测。

如患者在 ICIs 治疗前血糖正常,ICIs 治疗后满足如下标准,即可诊断:①有典型糖尿病症状(烦渴、多饮、多尿、多食、不明原因的体重下降)且随机血糖 ≥ 11.1mmol/L;②空腹血糖≥7.0mmol/L或75g葡萄糖负荷后2h血糖≥11.1mmol/L；③既往已诊断为2型糖尿病者在使用ICIs后如出现病情难以解释的血糖控制水平恶化或酮症倾向，需要考虑诊断ICIs相关糖尿病。

ICIs相关糖尿病分级诊断如下：

G1级：无症状或轻度症状，无酮症或自身免疫性糖尿病的证据；空腹血糖<8.9mmol/L。

G2级：中度症状，能够进行日常活动，有酮症或自身免疫性糖尿病证据；空腹血糖为8.9~13.9mmol/L。

G3级：有严重症状，有医学上重大后果或生命危险，无法进行日常活动；空腹血糖为13.9~27.8mmol/L，需要住院治疗。

G4级：危及生命；空腹血糖>27.8mmol/L。

2. 治疗 对于ICIs相关糖尿病患者，应监测血糖谱，尽早启动胰岛素治疗。对于G3~G4级患者，建议行每天多次胰岛素强化治疗方案，不推荐糖皮质激素治疗。对于诊断糖尿病酮症酸中毒患者，应去除诱因，予补液纠正脱水、小剂量胰岛素降糖，并纠正低钾血症等电解质紊乱，严重酸中毒（pH<7.0）时酌情补充碳酸氢钠溶液。ICIs相关糖尿病分级治疗方案见表3-5。

表3-5 ICIs相关糖尿病分级治疗方案

分级	治疗方案
G1	·继续ICIs治疗 ·部分可启用口服降糖药治疗 ·若有血糖急性升高或酮症倾向，应及时启用胰岛素治疗
G2	·暂停ICIs治疗 ·内分泌科评估 ·调整口服药物剂量或胰岛素治疗 ·无法接受早期门诊评估或有酮症倾向者优先使用胰岛素治疗

分级	治疗方案
G3	·暂停 ICIs 治疗 ·内分泌科会诊 ·启用胰岛素治疗 ·住院治疗
G4	·暂停 ICIs 治疗 ·紧急内分泌科会诊 ·启用胰岛素治疗 ·住院治疗

注:G2~G4级患者应暂停 ICIs 治疗,待血糖控制后重启 ICIs 治疗。

第三节　免疫治疗相关内分泌毒性典型病例

一例 ICIs 相关垂体炎病例

病例概要

本病例为 67 岁男性患者,诊断为左肺腺癌,Ⅲb 期。根治手术后接受术后辅助治疗,包括卡铂、紫杉醇、替雷利珠单抗治疗,治疗 2 个月后出现乏力、食欲减退,垂体功能检测提示继发性肾上腺皮质功能减退、继发性甲状腺功能减退,垂体 MRI 检查提示垂体体积略增大。考虑 ICIs 相关垂体炎,暂停 ICIs 治疗,给予糖皮质激素、甲状腺激素替代治疗后症状缓解。肺癌方面,肿瘤较前缩小,待患者病情稳定后继续 ICIs 治疗。

一、病例资料

患者,男性,67 岁,因胸闷、气短半年入院。

患者半年前出现胸闷、气短,查胸部 CT 发现左肺下叶胸膜下软组织肿块,边缘模糊,大小约 21mm×29mm,于全麻下行"左开胸肺上叶切除术＋系统淋巴结清扫术"。术后病理：浸润性腺癌(实性型合并腺泡型)，未侵及胸膜、支气管，可疑脉管癌栓；肺门淋巴结 1/1,7 组淋巴结 3/3,9 组淋巴结 1/1,11 组淋巴结 4/4,12 组淋巴结 2/2。术后予卡铂、紫杉醇、替雷利珠单抗治疗。治疗 2 个疗程后(约 6 周)出现乏力、食欲减退，伴恶心、干呕、关节酸胀，无多尿、多饮，无头痛、视力下降、视野缺损。

既往史：胆囊结石、肝囊肿史 2 年。

个人史：吸烟 20 余年，否认饮酒史。

家族史：否认肿瘤相关家族史。

查体：血压 99/72mmHg，心率 84 次 /min。一般情况差，神志尚清楚，对答切题，双肺未及干湿啰音，粗测视力、视野正常。

辅助检查：血钠 119mmol/L，血钾 5.1mmol/L。

二、临床诊断

目前诊断：①左肺浸润性腺癌(实性型合并腺泡型，pT1cN2M0，Ⅲ b)；②低钠血症；③胆囊结石；④肝囊肿。

三、治疗过程

经内分泌科会诊，进一步完善垂体功能评估及垂体影像学检查。血总皮质醇(8am)0.8μg/dL(正常参考值：4.0～22.3μg/dL)；ACTH(8am)＜5pg/mL(正常参考值：7.2～63.3pg/mL)；甲状腺功能：TSH 4.163μIU/mL(正常参考值：0.38～4.34μIU/mL)，FT_4 0.43ng/dL(正常参考值：0.81～1.89ng/dL)；胰岛素样生长因子 1 130ng/mL(正常参考值：43～220ng/mL)；性腺激素：黄体生成素 8.74IU/L，促卵泡激素 18.78IU/L，睾酮 2.94ng/mL(正常参考值：1.75～7.81ng/mL)，催乳素 98.4ng/mL(正常参考值：2.6～13.1ng/mL)。垂体增强 MRI 检查：垂体信号、大小基本正常，垂体体积较 ICIs 治疗前略有增大(图 3-1)。

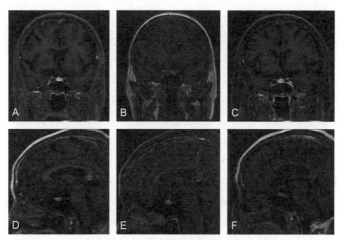

图 3-1 　垂体增强 MRI 检查

A、B. PD-1 抑制剂治疗前冠状位、矢状位图形;C、D. PD-1 抑制剂治疗后 6 周冠状位、矢状位图形;E、F. 发生垂体炎后 3 个月冠状位、矢状位图形。

患者 PD-1 抑制剂相关垂体炎诊断明确,存在继发性肾上腺皮质功能减退、继发性甲状腺功能减退,严重程度分级为 G3 级。给予氢化可的松 50mg q.8h. 静脉注射,优甲乐 12.5μg q.d.。患者精神、食欲、体力明显改善,复测血压 128/80mmHg,监测血钠逐渐恢复正常。氢化可的松逐渐减量至 10mg b.i.d. 口服,优甲乐逐渐加量至 62.5μg q.d.,6 周后复查 FT_4 1.02ng/dL。发生垂体炎后 3 个月复查垂体 MRI,显示垂体体积略有缩小。

四、病例总结

本病例展示了一例首次使用 PD-1 抑制剂后发生 3 级 ICIs 相关垂体炎患者的诊疗过程。患者在 PD-1 抑制剂治疗 6 周后出现乏力、食欲减退,伴低钠血症,引起了肿瘤科医师的警觉。经内分泌科会诊,完善垂体功能及影像学评估后诊断为 PD-1 抑制剂相关垂体炎。本病例提示,多学科协作模式下的早期识别、诊断及治疗是患者得到成功诊治的关键。

参考文献

[1] 中华医学会内分泌学分会免疫内分泌学组. 免疫检查点抑制剂引起的内分泌系统免疫相关不良反应专家共识（2020）. 中华内分泌代谢杂志, 2021, 37（1）:16.

[2] THOMPSON J A, SCHNEIDER B J, BRAHMER J, et al. NCCN guidelines insights: management of immunotherapy-related toxicities, version 1.2020. J Natl Compr Canc Netw, 2020, 18(3): 230-241.

[3] SCHNEIDER B J, NAIDOO J, SANTOMASSO B D, et al. Management of immune-related adverse events in patients treated with immune checkpoint inhibitor therapy: ASCO guideline update. J Clin Oncol, 2021, 39(36): 4073-4126.

[4] STELMACHOWSKA-BANAŚ M, CZAJKA-ORANIEC I. Management of endocrine immune-related adverse events of immune checkpoint inhibitors: an updated review. Endocr Connect, 2020, 9(10): R207.

第四章　免疫治疗相关肝毒性管理

第一节　免疫治疗相关肝毒性概述

一、定义与分类

免疫检查点抑制剂（ICIs）引起的肝脏免疫相关不良反应（irAEs）称为免疫治疗相关肝毒性（immune-mediated hepatitis，IMH）。IMH 主要分为肝细胞型、胆汁淤积型和混合型三种类型，分类标准参考美国胃肠病学会（American College of Gastroenterology，ACG）和中华医学会肝病学会发布的关于药物性肝损伤指南：肝细胞型是指谷丙转氨酶（glutamic-pyruvic transaminase，GPT）≥ 3 倍正常值上限（upper limit of normal，ULN），且 R ≥ 5；胆汁淤积型是指碱性磷酸酶（alkaline phosphatase，ALP）≥ 2 倍 ULN，且 R ≤ 2；混合型是指 GPT ≥ 3 倍 ULN，ALP ≥ 2 倍 ULN，且 2 < R < 5［R=（DPT 实测值 /GPT ULN）/（ALP 实测值 /ALP ULN）］。大多数 IMH 为肝细胞型，胆汁淤积型仅占少数。与传统治疗方式引起的直接性肝损伤或经特异性药物治疗引起的肝损伤不同，IMH 为间接性肝损伤，主要由机体免疫反应增强所致。IMH 可发生于首次用药后任意时间，最常出现在首次用药后 8～12 周。接受 CTLA-4 抑制剂（联合或不联合 PD-1 抑制剂）患者出现肝毒性的时间相对更早。

二、发生率

IMH 的发生率差异很大，从 0.7% 到 16% 不等，取决于

ICIs 的种类、剂量以及是否联合用药。各级别 IMH 的发生率在 PD-1 抑制剂中最低（0.7%～2.1%），在 PD-L1 抑制剂和标准剂量 CTLA-4 抑制剂中居中（0.9%～12%），在 CTLA-4/PD-1 抑制剂联合治疗（13%）和高剂量 CTLA-4 抑制剂治疗（16%）中最高。G3 级或 G4 级 IMH 的总发生率为 0.6%～11%，高剂量 CTLA-4 抑制剂更常见。肝细胞癌（hepatocellular carcinoma, HCC）患者的 IMH 发生率略高于非 HCC 患者，但总体预后无明显差异。一项中国人群非 HCC 患者荟萃分析显示，使用帕博利珠单抗、纳武利尤单抗、卡瑞利珠单抗、特瑞普利单抗、替雷利珠单抗、信迪利单抗治疗后，各级别 IMH 发生率为 7.4%～14.0%，其中 ICIs 单药的发生率为 6.9%～13.1%，ICIs 联合其他抗肿瘤治疗（如化疗和抗血管生成抑制剂）为 12.2%～37.8%。

第二节　免疫治疗相关肝毒性的诊断与分级

一、临床表现

IMH 发生较为隐匿，通常无特殊临床表现或症状，有时伴有发热、疲乏、食欲下降、早饱等非特异性症状。胆红素升高时可出现皮肤巩膜黄染、茶色尿等。

二、相关检查

1. **实验室检查**　IMH 实验室检查表现为 GPT 和 / 或 GOT 升高，伴或不伴有总胆红素（total bilirubin，TB）或 ALP 升高。

2. **影像学检查**　影像学无特征性表现，一般情况下表现正常。彩色多普勒超声检查可表现为肝实质弥漫性回声信号减弱伴门静脉分支回声信号增强，伴或不伴有胆囊壁增厚或胆囊区水肿。计算机断层扫描（computed tomography，CT）或 MRI 检查可显示弥漫性肝密度减低或 T2 加权成像高信号，注射造影剂后呈不均匀强化。严重肝损伤患者 CT 显示类似其他常见病因引起的急性肝炎表现,即轻度肝大、肝实质减弱、门静脉周围水肿和门静脉周围淋巴结病等。影像学检查虽然无特征性表现,但可排除肿瘤进展或肿瘤压迫所致肝功能异常。

3.肝脏穿刺活组织病理学检查 有助于 IMH 的诊断。若无肝穿刺活检禁忌证,对诊断不明和激素治疗效果不佳、≥ G2 级 IMH,可考虑进行肝脏穿刺活组织病理学检查。胆汁淤积型 IMH 可见不同表现的胆管损伤,甚至胆管缺失,免疫组化可见肝胆中间表型,此类肝损伤对类固醇免疫抑制剂治疗多不敏感,预后较差。肝细胞型 IMH 病理学常见表现为活动性小叶性肝炎和不同部位的静脉周围炎症浸润。

PD-1 或 PD-L1 抑制剂单药治疗引起的 IMH 主要表现为均匀分布于肝小叶内及汇管区的炎性病变,炎性细胞以 CD8$^+$T 淋巴细胞为主;肝细胞水肿,伴空泡变、点灶状坏死等,部分肝细胞内胆汁淤积;可发现中央静脉内皮、小胆管炎性病变等。在少数发生严重 IMH 的患者中可发现门静脉纤维化改变或淋巴细胞性胆管炎致胆管缺失综合征。

CTLA-4 抑制剂治疗引起的 IMH 多表现为广泛肝小叶病变,包括窦组织细胞增生和中央静脉内皮炎性病变。肉芽肿性肝炎常见于 CTLA-4 抑制剂治疗后,具体表现为组织中央有巨噬细胞环绕的脂质空泡,外围为纤维蛋白环,最外层为组织细胞。

需要注意,发生 IMH 的患者常伴随凝血功能异常,会增加肝脏穿刺活检出血的发生率。

三、分级

IMH 的分级标准主要参考中国临床肿瘤学会(CSCO)、美国国立综合癌症网络(National Comprehensive Cancer Network,NCCN)和美国临床肿瘤学会(American Society of Clinical Oncology,ASCO)制定的关于 ICIs 相关毒性管理的指南。

G1 级:GOT 或 GPT < 3 倍 ULN,TB < 1.5 倍 ULN。

G2 级：GOT 或 GPT 3~5 倍 ULN，TB 1.5~3 倍 ULN。

G3 级：GOT 或 GPT 5~20 倍 ULN，TB 3~10 倍 ULN。

G4 级：GOT 或 GPT > 20 倍 ULN，TB > 10 倍 ULN。

四、鉴别诊断

IMH 的诊断需要排除活动性病毒性肝炎、其他疾病导致的肝损伤（如脂肪肝、酒精肝、肝硬化等）、其他药物导致的肝损伤、自身免疫性肝炎、肝脏原发肿瘤或肝转移瘤进展、各种原因引起的胆道梗阻等。乙型肝炎病毒（hepatitis B virus，HBV）-DNA、自身抗体等实验室检查及影像学检查有助于鉴别诊断，肝脏穿刺活组织病理学检查结果可用于最终确诊。

第三节　免疫治疗相关肝毒性的治疗与预防

一、治疗原则

IMH 预后相对较好，患者较少发生肝衰竭和死亡，大多数患者在 1~3 个月恢复至基线肝功能状态。胆汁淤积型 IMH 预后相对较差，对类固醇和免疫抑制剂治疗不敏感。治疗原则为首先减少或停用可能引起肝损伤的药物，并根据 IMH 的分级合理应用激素和免疫抑制剂。

二、分级治疗

IMH 分级治疗方案见表 4-1。

表 4-1　IMH 分级治疗方案

分级	治疗方案
G1	·可继续 ICIs 治疗 ·每周监测 1 次肝功能，如肝功能稳定，适当减少监测频率

分级	治疗方案
G2	·建议暂缓 ICIs 治疗 ·口服 0.5～1mg/(kg·d) 泼尼松, 每 3d 监测 1 次肝功能, 如肝功能好转, 缓慢减量, 总疗程至少 4 周 ·当泼尼松剂量减至 ≤ 10mg/d, 且肝毒性 ≤ G1 级, 可重新启动 ICIs 治疗; 大多数 G2 级肝毒性患者好转后再次启用 ICIs 治疗, 不再发生 IMH ·CTLA-4 抑制剂(单药或联合 PD-1/PD-L1 抑制剂)治疗后发生 IMH 者, 选择 PD-1 抑制剂再次出现 IMH 的风险较低 ·当再次启用 ICIs 治疗时, 未完全停止类固醇治疗的患者相对完全停用者, 再次发生 IMH 的风险更高
G3	·建议停止 ICIs 治疗 ·静脉滴注甲泼尼龙 1～2mg/(kg·d), 每 1～2d 监测 1 次肝功能, 当肝毒性降至 G2 级后, 可改为口服等效泼尼松, 并逐步减量, 总疗程至少 4 周
G4	·需要永久停用 ICIs 治疗 ·立即静脉滴注甲泼尼龙 1～2mg/(kg·d), 并考虑住院治疗, 每天监测 1 次肝功能, 待肝毒性降至 G2 级后, 可改换等效口服泼尼松并继续缓慢减量, 总疗程至少 4 周

注: G3 级以上 IMH 患者经静脉滴注激素药物治疗 > 3d 仍无好转, 需要及时加用麦考酚酯(500～1 000mg, 2 次/d), 如加用麦考酚酯仍无好转, 可换用他克莫司(5～7ng/dL); 建议有条件的医疗中心请肝病专科医师会诊, 进行肝脏 CT 或超声检查, 并考虑肝脏活检。G3 级及以上肝损伤患者再次启用 ICIs 治疗发生严重肝损伤的概率增加, 发生 G3 级 IMH 后是否再次启用 ICIs 治疗, 需要经多学科团队(multi-disciplinary team, MDT)讨论决定。

三、其他治疗

有研究结果提示经激素和麦考酚酯治疗无效的急性重型肝炎可考虑应用抗甲状腺球蛋白抗体。此外, 布地奈德、抗胸腺球蛋白(anti-thymocyte globulin, ATG)、血浆置换、IL-6 单克隆抗体、CD20 单克隆抗体等, 可在有经验的医疗中心谨慎联合应用。胆汁淤积型 IMH 可联合熊去氧胆酸（ursodeoxycholic acid,UDCA）治疗。

四、预防措施

建议在开展 ICIs 治疗前,全面评估患者的基本情况,包括年龄、饮酒史、既往其他肝毒性药物使用情况,以及肝脏相关病史,如病毒性肝炎、脂肪肝、酒精肝、肝硬化、自身免疫性肝炎及其治疗情况、目前病毒载量、肝功能代偿情况等。

对于 HCC 合并病毒性肝炎[携带 HBV 或丙型肝炎病毒（hepatitis C virus,HCV）]患者,在全程管理病毒性肝炎的前提下,ICIs 相关肝毒性可控,疗效与未感染者无显著差别。故 HBV/HCV 感染者可以安全使用 ICIs。对于合并 HBV 感染的患者,需在 HBV-DNA < 2 000IU/mL 后再开始 ICIs 治疗（临床试验中常要低于 500IU/mL）;即使 HBV-DNA 定量不高,如果 HBsAg（+）和 / 或 HBcAb（+）,也推荐在首次使用 ICIs 前给予抗病毒治疗（推荐核苷类似物,如恩替卡韦或替诺福韦酯）,并定期监测 HBV-DNA 和 HBV 表面抗原和抗体。对于合并 HCV 感染者,不需要在 ICIs 治疗同时给予直接抗病毒药物（direct acting antiviral agents,DAAs）或干扰素抗病毒治疗,但仍需定期监测 HCV-RNA 水平。

第四节　免疫治疗相关肝毒性典型病例

一例肝细胞癌术后复发综合治疗后出现免疫相关肝炎病例

病例概要

本病例为一例 66 岁女性患者,诊断为肝细胞癌[巴塞罗那分期（Barcelona clinic liver cancer,BCLC）A 期,中国肝癌的分期方案（China liver cancer staging，CNLC）Ⅰb期］。手术切除后，肝内肿瘤复发伴两肺转移，给予经导管动脉化疗栓塞（transcatheter arterial chemoembolization，TACE）联合索拉非尼治疗，后因肺内病灶进展，更换为阿帕替尼治疗。联合信迪利单抗1次免疫治疗后出现肝功能明显异常，达常见不良反应事件评价标准（CTCAE）3级，根据肝穿刺活检结果考虑为免疫相关肝损伤，予静脉激素治疗，肝功能好转后逐步改为口服激素，患者肝功能恢复正常，病情评估为疾病稳定（stable disease，SD）。

一、病例资料

患者，女性，66岁。2019年10月因"体检发现肝占位1周"就诊。

既往史：高血压病史4年，服用氨氯地平，平时血压控制好。否认肝炎病史，否认糖尿病、冠心病等慢性疾病史。MRI（腹部平扫＋增强）：肝左叶占位（11cm×10cm），肝右叶多发囊肿，脾大，胆囊结石。

实验室检查：甲胎蛋白（alpha-fetoprotein，AFP）＞60 500ng/mL（正常参考值：0～20ng/mL），异常凝血酶原＞75 000mAU/mL，癌胚抗原（carcinoembryonic antigen，CEA）、CA19-9均在正常范围。乙型肝炎检查，乙型肝炎表面抗体（hepatitis B surface antibody，HBsAb）阳性，其余均阴性；HBV-DNA阴性。丙型肝炎标志物阴性。

二、临床诊断

根据患者影像学、肿瘤标志物等检查结果，临床诊断为肝细胞癌（BCLC A期，CNLC Ⅰb期），Child-Pugh A级，美国东部肿瘤协作组（Eastern Cooperative Oncology Group，ECOG）体力状况评分为0分。

三、治疗过程

2019年10月25日联合麻醉下行"腹腔镜特殊肝段切除＋肝囊肿开窗术"：肿瘤位于肝左叶，大小为11.6cm×10.0cm×

9.8cm，部分有包膜。术后病理示（肝左叶）肝细胞肝癌，Ⅲ级，伴坏死，癌组织侵犯肝包膜，脉管内见癌栓；微血管侵犯（microvascular invasion，MVI）M1 级；AFP（+），ARG-1（+），CD34（+），Ki-67（40%+），PD-1（肿瘤 –，间质 2%+），PD-L1（28-8）（肿瘤 –，间质 –）。

术后 2 个月（2019 年 12 月 11 日）复查 AFP 为 4 674ng/mL。行术后预防性 TACE，肝动脉造影，肝内未见明显肿瘤染色灶。TACE 术后 AFP 最低降至 1 419ng/mL（2020 年 1 月 6 日）。

2020 年 2 月 4 日再次复查腹部 MRI（平扫＋增强），显示肝左叶恶性肿瘤切除术后，肝内多发存活灶；胸部 CT 平扫示两肺多发转移。AFP 升高至 6 684ng/mL，遂于 2020 年 2 月行 TACE，同时予以索拉非尼 0.2g b.i.d. 口服。2020 年 4 月 23 日再次评估腹部 MRI（平扫＋增强）示肝恶性肿瘤（malignant tumor，MT）综合治疗术后，肝内未见明显活性灶，肺内病灶稳定，总体评价 SD。

2020 年 6 月 28 日再次评估，肝内仍未见明显活性灶，肺内病灶大部分较前增大，考虑肺内病灶进展，遂停用索拉非尼，充分知情同意后换用阿帕替尼 250mg q.d. 口服，随访 AFP 仍进行性升高。2020 年 8 月 5 日复查 AFP > 60 500ng/mL，影像学评估肝内病灶未见明显活性，肺内病灶基本稳定，部分略增大。肝功能：总胆红素（TB）13.4μmol/L，结合胆红素（conjugated bilirubin，CB）4.5μmol/L，白蛋白（albumin，A）43g/L，GPT 14U/L，GOT 45U/L，ALP 77U/L，谷氨酰转肽酶（gamma-glutamyl transferase，GGT）37U/L。HBV-DNA（–）。

2020 年 8 月 10 日起给予联合信迪利单抗 200mg q.3w. 免疫治疗。2020 年 8 月 28 日因皮肤瘙痒伴轻度乏力至门诊就诊，查体示皮肤、巩膜无黄染，全身可见多处抓痕，无明显皮疹，双下肢无水肿。门诊查 TB 15.1μmol/L，CB 6.0μmol/L，白蛋白（A）40g/L，GPT 825U/L，GOT 678U/L，ALP 88U/L，GGT 45U/L，凝血酶原时间（prothrombin time, PT）12.8 s。考虑肝功能损害3级，阿帕替尼引起肝功能损害可能性大，IMH不能除外。暂停阿帕替尼和信达利单抗治疗，并给予谷胱甘肽、复方甘草酸苷护肝降酶治疗。2020年9月1日复查肝功能略有好转，TB 20.7μmol/L，CB 12.8μmol/L，GPT 634U/L，GOT 562U/L。继续暂停靶向和免疫治疗，予保肝对症治疗。

2020年9月8日再次复查，出现皮肤巩膜黄染，次日收住入院。复查示：TB 91.8μmol/L，CB 79.8μmol/L，GPT 367U/L，GOT 201U/L，AFP 25 293ng/mL，PT 13.0s，HBV-DNA（−），自身免疫相关抗体均阴性。肝脏MRI未见肝内复发灶，无肝内胆管扩张。诊断为肝功能损害G3级，考虑为免疫相关肝损伤3级。2020年9月10日给予甲泼尼龙60mg（1mg/kg）静脉滴注q.d.冲击治疗，并行肝脏穿刺活检。病理示肝细胞肿胀、气球样变，点灶状坏死，肝窦内较多淋巴细胞聚集，汇管区可见轻度炎症，结合病史，符合免疫相关损伤（图4-1）；CD3（部分+），CD8（部分+），GranB（部分+），CD56（+），CD163（部分+），CD38（部分+），CD68（KP1）（组织细胞+），IDO1（少量+），LAG3（−），PD-1（肝细胞−，间质90%+），PD-L1（28-8）（肝细胞−，间质90%），PD-L1（EL3N）（肝细胞−，间质90%），考虑PD-1相关肝炎。

2020年9月13日复查肝功能较前明显好转，TB 30.4μmol/L，CB 27.0μmol/L，GPT 154U/L，GOT 67U/L。肝损伤降至G2级，激素减量至甲泼尼龙30mg静脉滴注q.d.。9月15日复查，肝功能TB 27.5μmol/L，CB 9.8μmol/L，GPT 120U/L，GOT 45U/L。激素改为口服药物（醋酸泼尼松龙30mg/d）。每5d复查肝功能，持续好转，口服激素约每5d减5mg，2020年9月28日复查，TB 20.6μmol/L，CB 11.1μmol/L，GPT 50U/L，GOT 36U/L，AFP 20 719ng/mL。继续醋酸泼尼松龙减量，保肝对症支持治疗，此后患者随访肝功能恢复正常，2020年10月15日停用激素治疗，复查胸部CT示两肺多发转移瘤，部分较前缩小。予以恢复靶向治疗（阿帕替尼）。

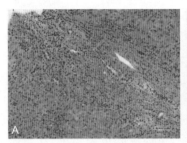

图 4-1　肝脏穿刺活检病理（HE 染色）

A. 汇管区炎症；B. 点灶状坏死。

四、病例总结

本例 HCC 患者术后早期肝内复发伴两肺多发转移，经TACE 联合索拉非尼治疗，肝内病灶稳定，但肺内转移灶进展，评估为疾病进展（progressive disease，PD），开始二线阿帕替尼治疗，疗效欠佳，肺内病灶持续增大，联合信迪利单抗免疫治疗，1 次免疫治疗后出现肝功能明显异常，达 CTCAE 3 级，肝穿刺活检考虑免疫相关肝损伤。激素治疗后肝功能好转，靶向及免疫治疗停药后肺转移灶持续稳定。本病例是 HCC 免疫治疗后出现免疫相关不良反应，但治疗有效的案例。

参考文献

［1］　施国明，黄晓勇，任正刚，等 . 肝癌免疫检查点抑制剂相关不良反应管理中国专家共识（2021 版）. 中华消化外科杂志，2021，20（12）：1241-1258.

［2］　中国临床肿瘤学会指南工作委员会 . 中国临床肿瘤学会（CSCO）免疫检查点抑制剂相关的毒性管理指南 2021. 北京：人民卫生出版社，2021.

［3］　CHALASANI NP, MADDUR H, RUSSO MW, et al. ACG Clinical Guideline: diagnosis and management of idiosyncratic drug-induced liver injury. Am J Gastroenterol, 2021, 116(5): 878-898.

［4］　于乐成，茅益民，陈成伟 . 药物性肝损伤诊治指南 . 中华肝脏

病杂志, 2015(11): 810-820.

[5] PEERAPHATDIT TB, WANG J, ODENWALD MA, et al. Hepatotoxicity from immune checkpoint inhibitors: a systematic review and management recommendation. Hepatology, 2020, 72(1): 315-329.

[6] LI L, LI G, RAO B, et al. Landscape of immune checkpoint inhibitor-related adverse events in Chinese population. Sci Rep, 2020, 10(1): 15567.

[7] KIM KW, RAMAIYA NH, KRAJEWSKI KM, et al. Ipilimumab associated hepatitis: imaging and clinicopathologic findings. Invest New Drugs, 2013, 31(4): 1071-1077.

[8] REYNOLDS K, THOMAS M, DOUGAN M. Diagnosis and management of hepatitis in patients on checkpoint blockade. Oncologist, 2018, 23(9): 991-997.

[9] DE MARTIN E, MICHOT JM, PAPOUIN B, et al. Characterization of liver injury induced by cancer immunotherapy using immune checkpoint inhibitors. J Hepatol, 2018, 68(6): 1181-1190.

[10] KAWAKAMI H, TANIZAKI J, TANAKA K, et al. Imaging and clinicopathological features of nivolumab-related cholangitis in patients with non-small cell lung cancer. Invest New Drugs, 2017, 35(4): 529-536.

[11] DOHERTY GJ, DUCKWORTH AM, DAVIES SE, et al. Severe steroid-resistant anti-PD1 T-cell checkpoint inhibitor-induced hepatotoxicity driven by biliary injury. ESMO Open, 2017, 2(4): e000268.

[12] 章琼燕, 纪元, 陈伶俐, 等. 免疫检查点抑制剂治疗后肝功能异常的组织病理学分析. 中华病理学杂志, 2020, 49: 7.

[13] KLEINER DE, BERMAN D. Pathologic changes in ipilimumab-related hepatitis in patients with metastatic melanoma. Dig Dis Sci, 2012, 57(8): 2233-2240.

[14] EVERETT J, SRIVASTAVA A, MISDRAJI J. Fibrin ring granulomas in checkpoint inhibitor-induced hepatitis. Am J Surg

Pathol, 2017, 41(1): 134-137.

[15] SCHNEIDER BJ, NAIDOO J, SANTOMASSO BD, et al. Management of immune-related adverse events in patients treated with immune checkpoint inhibitor therapy: ASCO Guideline Update. J Clin Oncol, 2021, 39(36): 4073-4126.

[16] HAANEN J, CARBONNEL F, ROBERT C, et al. Management of toxicities from immunotherapy: ESMO Clinical Practice Guidelines for diagnosis, treatment and follow-up. Ann Oncol, 2017, 28(suppl4): iv119-iv142.

[17] HUFFMAN BM, KOTTSCHADE LA, KAMATH PS, et al. Hepatotoxicity after immune checkpoint inhibitor therapy in melanoma: natural progression and management. Am J Clin Oncol, 2018, 41(8): 760-765.

[18] CHEUNG V, GUPTA T, PAYNE M, et al. Immunotherapy-related hepatitis: real-world experience from a tertiary centre. Frontline Gastroenterol, 2019, 10(4): 364-371.

[19] POLLACK MH, BETOF A, DEARDEN H, et al. Safety of resuming anti-PD-1 in patients with immune-related adverse events (irAEs) during combined anti-CTLA-4 and anti-PD1 in metastatic melanoma. Ann Oncol, 2018, 29(1): 250-255.

[20] MARTINS F, SYKIOTIS GP, MAILLARD M, et al. New therapeutic perspectives to manage refractory immune checkpoint-related toxicities. Lancet Oncol, 2019, 20(1): e54-e64.

[21] DE MARTIN E, MICHOT JM, ROSMORDUC O, et al. Liver toxicity as a limiting factor to the increasing use of immune checkpoint inhibitors. JHEP Rep, 2020, 2(6): 100170.

[22] QIN S, REN Z, MENG Z, et al. Camrelizumab in patients with previously treated advanced hepatocellular carcinoma: a multicentre, open-label, parallel-group, randomised, phase 2 trial. Lancet Oncol, 2020, 21(4): 571-580.

[23] EL-KHOUEIRY AB, SANGRO B, YAU T, et al. Nivolumab in patients with advanced hepatocellular carcinoma (CheckMate

040): an open-label, non-comparative, phase 1/2 dose escalation and expansion trial. Lancet, 2017, 389(10088): 2492-2502.

[24] ZHU AX, FINN RS, EDELINE J, et al. Pembrolizumab in patients with advanced hepatocellular carcinoma previously treated with sorafenib (KEYNOTE-224): a non-randomised, open-label phase 2 trial. Lancet Oncol, 2018, 19(7): 940-952.

第五章 免疫治疗相关胃肠道毒性管理

第一节 免疫治疗相关胃肠道毒性概述

胃肠道毒性是免疫检查点抑制剂（ICIs）治疗最常见的毒性之一，包括结肠炎、胃炎和小肠结肠炎等，主要表现为腹泻／肠炎。

G3～G4级免疫相关胃肠道毒性是导致ICIs治疗中断的常见原因之一。CTLA-4抑制剂的胃肠道毒性发生风险远高于PD-1/PD-L1抑制剂。CTLA-4抑制剂治疗临床研究中，接近半数患者发生腹泻，发生率通常为30%～40%。PD-1/PD-L1抑制剂单药治疗的胃肠道毒性中，任意等级结肠炎、严重结肠炎、严重腹泻的发生率分别为1.3%、0.9%、1.2%。与单药治疗相比，CTLA-4抑制剂和PD-1/PD-L1抑制剂联合用药会显著增加胃肠道毒性的发生率。CTLA-4抑制剂的胃肠道毒性可发生于治疗过程中的任意时间，甚至治疗结束后数月，需要特别引起重视；PD-1/PD-L1抑制剂胃肠道毒性发生的中位时间为用药后6～8周；CTLA-4抑制剂和PD-1/PD-L1抑制剂联合用药会导致胃肠道毒性发生时间提前。

第二节 免疫治疗相关胃肠道毒性的诊断与分级

一、临床表现

ICIs相关胃肠道毒性的临床表现主要为腹泻，也可发生腹痛、发热、大便带血和黏液等症状，少部分患者还可表现为口腔溃疡、肛门病变（肛瘘、脓肿、肛裂）、关节疼痛、内分泌紊乱以及皮肤病变等肠外表现。发生腹痛、腹泻等症状的患者要警惕免疫相关胃肠道毒性的可能性。大多数胃肠道毒性病变累及乙状结肠和直肠，上消化道毒性表现（吞咽困难、恶心或呕吐、上腹痛）较为罕见。内镜下多表现为黏膜红斑、糜烂、溃疡形成。内镜下病变（食管溃疡、胃炎和十二指肠炎）也有报道。对于大便带血和／或发热的患者应该进一步检查，以排除其他导致消化道出血的疾病，如消化道溃疡和恶性出血。消化系统恶性肿瘤患者使用 ICIs 治疗应考虑原发病引起的消化道症状。

二、相关检查

1. 实验室检查　对于所有发生胃肠道毒性（G1～G4 级）的患者，均推荐行实验室检查，包括血常规、肝功能、传染性疾病筛查［包括人类免疫缺陷病毒（human immunodeficiency virus，HIV）、甲型肝炎病毒（hepatitis A virus，HAV）、HBV 等］、肾功能、电解质、甲状腺功能、红细胞沉降率（erythrocyte sedimentation rate，ESR）、人抗组织转谷氨酰胺酶抗体 IgA（用于排除乳糜泻）；发生 ≥ G3 级胃肠道毒性反应患者，应每天复查血常规、肝肾功能、电解质和 C 反应蛋白。

2. 粪便检查　对于所有发生胃肠道毒性（G1～G4 级）的患者，均推荐行粪便检查，包括培养、镜检白细胞、虫卵、寄生虫、病毒、艰难梭菌、隐孢子虫和培养耐药病原体，胃肠道病原体／细菌培养核酸扩增试验，有条件时进行病毒病原体检测，有条件的医疗机构可以考虑检测生物标志物，如粪便钙卫蛋白、乳铁蛋白和弹性蛋白酶。粪便钙卫蛋白可考虑作为内镜检查的替代或辅助手段：该指标升高是黏膜损伤的替代标志，该指标正常与黏膜愈合相关。需要注意的是，对于累及胃肠道的恶性肿瘤，由于存在肿瘤相关管腔炎症，可观察到粪便钙卫蛋白升高。粪便乳铁蛋白可以用于患者分层，以确定需要进行紧急内镜检查的患者。粪便弹性蛋白酶可用于排除胰腺功能不全、慢性胰腺炎。

3. 内镜检查 对于 G2 级胃肠道毒性反应患者,应行急诊结肠镜检查和活检。对于发生 G3～G4 级胃肠道毒性反应的患者,推荐行结肠镜检查和活检以进一步明确诊断。如果钙卫蛋白和 / 或乳铁蛋白阳性,强烈建议在出现症状的前 2 周内尽早进行内镜检查或可屈性乙状结肠镜检查并活检。

4. 病理学检查 ICIs 治疗引起的胃肠道毒性组织学表现通常不同于炎性肠病(inflammatory bowel disease,IBD)。大多数病例表现为急性结肠炎(中性粒细胞和嗜酸性粒细胞浸润,或者弥漫性或局灶性片状隐窝脓肿)。也有病例表现为慢性 IBD 特征,如肉芽肿、基底部浆细胞增多和片状病变(萎缩、扭曲、分枝和发芽);肠黏膜固有层主要表现为 $CD4^+T$ 细胞浸润,且 TNF-α 浓度更高。约 1/2 CTLA-4 抑制剂介导小肠结肠炎患者伴有胃和十二指肠慢性、轻度、片状炎症(腺窝扭曲、局灶性和异质性绒毛缩短、固有层嗜酸性和单核炎症细胞增多)。多数发生 PD-1 抑制剂诱导免疫相关胃肠道毒性患者表现为急性炎症和淋巴细胞性炎症特征,后者在内镜下无异常表现,在病理活检中可观察到大量淋巴细胞浸润,肠黏膜固有层主要表现为 $CD8^+T$ 细胞浸润。

5. 影像学检查 出现 G2 级胃肠道毒性并有结肠炎体征的患者需要行胃肠 X 线检查;出现 ≥ G3 级胃肠道毒性的患者,有结肠炎体征时推荐行腹盆腔增强 CT,用于排除是否存在穿孔、脓肿和中毒性巨结肠等危及生命的并发症,同时进行结肠镜检查和活检。肠炎患者 CT 检查可见 2 个常见影像学表现,一是肠系膜血管伴肠壁轻微弥漫性增厚和液体接触扩张,二是节段性肠炎伴憩室病,可有节段肠壁增厚。

三、诊断与分级

1. 建议诊断流程 ICIs 相关胃肠道毒性诊断流程见图 5-1。

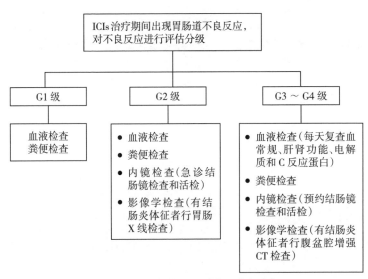

图 5-1 ICIs 相关胃肠道毒性诊断流程

2. 分级

G1 级：无结肠炎症状，腹泻频率增加（≤ 4 次 /d）。

G2 级：腹痛，大便黏液或带血，腹泻频率增加（4~6 次 /d）。

G3 级：剧烈腹痛，大便习惯改变，需要药物干预治疗、住院治疗，腹泻频率增加（≥ 7 次 /d）。

G4 级：症状危及生命，需要紧急干预治疗。

第三节　免疫治疗相关胃肠道毒性的治疗

一、治疗原则

免疫治疗相关胃肠道毒性的治疗原则尚需要在临床实践中进一步探索完善。大部分 ICIs 治疗引起的胃肠道毒性均能够得到良好控制。对于发生胃肠道毒性后再次使用 ICIs 者，需要根据具体情况平衡风险；原则上发生 G2~G3 级胃肠道毒性需要暂停 ICIs 治疗，毒性缓解后可以考虑再次尝试 ICIs

治疗;发生 G4 级胃肠道毒性者应永久停用 ICIs。糖皮质激素是胃肠道毒性的一线治疗药物。对于 48h 激素治疗无改善或有加重的患者,在继续应用激素的同时考虑加用英夫利西单抗;对英夫利西单抗耐药的小肠和结肠炎症患者,可使用维得利珠单抗治疗。

二、分级治疗

ICIs 相关腹泻 / 结肠炎分级治疗方案见表 5-1。

表 5-1　ICIs 相关腹泻 / 结肠炎分级治疗方案

分级	治疗方案
G1	·可继续或暂时停止 ICIs 治疗,当毒性为 G1 级及以下或缓解后考虑恢复治疗 ·监测患者脱水程度,必要时口服补液 ·对于只有腹泻而无结肠炎相关症状的患者,在排除感染的可能性后,可考虑使用止泻药物(如洛派丁胺、地芬诺酯或阿托品)对症处理 ·避免高纤维 / 乳糖饮食
G2	·暂停 ICIs 治疗,直至恢复到 G1 级及以下;若类固醇缩减治疗方案完成且毒性症状改善到 G1 级及以下,考虑重启 ICIs 治疗 ·只有腹泻而无结肠炎相关症状的患者在排除感染的可能性后,可考虑使用止泻药物(如洛派丁胺、地芬诺酯或阿托品)对症处理 ·不需要等待结肠镜检查即可开始激素治疗 ·除暂时性腹泻,建议使用糖皮质激素治疗,口服 $1mg/(kg \cdot d)$ 泼尼松为起始剂量,直至症状缓解至 G1 级及以下,4～6 周后缩减剂量 ·对糖皮质激素治疗难治的结肠炎患者或初次内镜检查具有高危内镜特征的患者,如 48～72h 激素治疗无改善或有加重,增加剂量至 $2mg/(kg \cdot d)$,或考虑加用英夫利西单抗,如果英夫利西单抗耐药,考虑用维得利珠单抗或参加临床研究 ·考虑永久停用 CTLA-4 抑制剂治疗,毒性缓解后可以考虑重启 PD-1/PD-L1 抑制剂

分级	治疗方案
G3	·暂停 ICIs 治疗 ·饮食指导(禁食、流食、全肠外营养) ·不需要等待结肠镜检查即可开始激素治疗 ·静脉注射甲泼尼龙 2mg/(kg·d) ·使用糖皮质激素治疗,口服 1~2mg/(kg·d)泼尼松为起始剂量,直至症状缓解至 G1 级及以下,4~6 周后缩减剂量 ·初次内镜检查显示高危内镜特征或 48h 激素治疗无改善或有加重的患者,在继续应用激素的同时考虑加用英夫利西单抗,如果英夫利西单抗耐药,考虑用维得利珠单抗或参加临床研究 ·对于脱水或电解质失衡的患者,可考虑住院治疗 ·考虑永久停用 CTLA-4 抑制剂治疗,毒性缓解后可以考虑重启 PD-1/PD-L1 抑制剂
G4	·永久停用 ICIs 治疗 ·饮食指导(禁食、流食、全肠外营养) ·不需要等待结肠镜检查即可开始激素治疗 ·静脉注射甲泼尼龙,2mg/(kg·d) ·使用糖皮质激素治疗,口服 1~2mg/(kg·d)泼尼松为起始剂量直至症状缓解至 G1 级及以下,4~6 周后减小剂量 ·48h 激素治疗无改善或有加重的患者,在继续应用激素的同时考虑加用英夫利西单抗,如果英夫利西单抗耐药,考虑维得利珠单抗或参加临床研究 ·住院治疗 ·疑似并发上消化道炎症的患者,考虑使用甲泼尼龙 2mg/(kg·d)

注:①合并肝炎和结肠炎免疫相关不良反应(irAEs)的患者较为少见,治疗时应永久停用 ICIs,并提供对上述两种胃肠道 irAEs 都有系统性治疗作用的其他免疫抑制剂(如泼尼松和霉酚酸);肝炎是英夫利西单抗使用的禁忌证,对于合并肝炎的患者不建议使用英夫利西单抗。②目前,胃肠道毒性导致的单纯性胃炎和/或肠炎不常见,推荐进行内镜下活检来诊断、评估,治疗方法类似结肠炎,包括使用类固醇和/或生物制剂等。

三、其他治疗

对既往免疫抑制剂难治的患者，建议参加临床研究，可以考虑粪便菌群移植，使用 Janus 激酶（Janus-activated kinase, JAK）抑制剂托法替尼或 IL-12 阻断抗体乌司奴单抗治疗，但目前相关研究的样本量均较小。

四、ICIs 治疗的暂停和重启

出现严重或危及生命的 ICIs 相关胃肠道毒性（G4 级）者需要永久停用 ICIs。对于发生 G2～G3 级胃肠道 irAEs 的患者，应暂停治疗，待症状缓解到 G1 级及以下，可在类固醇减量完成后考虑恢复 ICIs 治疗。如果继续使用生物制剂和 / 或内镜下和组织学达到缓解，则需要评估患者风险和 ICIs 治疗利弊。内镜下黏膜愈合或粪便中钙卫蛋白 ≤ 116μg/g 可作为指导 ICIs 重启治疗的潜在参数。重启 PD-1/PD-L1 抑制剂治疗相比重启 CTLA-4 抑制剂治疗的复发风险可能更低，因此对于发生 G2～G3 级胃肠道毒性者应考虑永久停用 CTLA-4 抑制剂，当症状缓解到 G1 级及以下时，可考虑重启 PD-1/PD-L1 抑制剂治疗。但对于部分 G2 级病例（胃肠道毒性缓解到 G1 级以下），如对药物治疗尚无反应或反应不充分的患者，仍可考虑使用 CTLA-4 抑制剂。针对糖皮质激素不能彻底减量使用的患者，可在每天继续服用 ≤ 10mg 泼尼松（或同等药物）的情况下恢复 ICIs 治疗。

第四节　免疫治疗相关胃肠道毒性典型病例

一例 PD-1 抑制剂治疗后免疫性肠炎病例

病例概要

本病例为 45 岁男性患者，诊断为恶性黑色素瘤，Ⅳ 期，伴腮腺转移。患者在接受 PD-1 抑制剂治疗 6 周期后出现腹痛、腹泻伴鲜血便，综合实验室检查结果及肠镜下表现，最终诊断为免疫性肠炎，予激素治疗后免疫性肠炎明显好转。

一、病例资料

患者，男性，51 岁，2018 年 6 月发现左耳后肿物，随后肿物逐渐增大伴破溃。2018 年 10 月 29 日于当地医院行耳后肿物切除 + 颈部淋巴结清扫术，病理示皮肤恶性黑色素瘤。术后未行其他抗肿瘤治疗。2019 年 4 月 28 日于 ×× 医院行正电子发射计算机体层显像（positron emission tomography and computed tomography，PET/CT）检查示，左侧腮腺结节，信号异常浓聚，考虑转移。2019 年 5 月 23 日于 ×× 医院行腮腺肿物切除 + 颈部淋巴结清扫术，术后病理示（腮腺肿物及淋巴结）恶性黑色素瘤，侵及腮腺组织，横纹肌未累及，淋巴结 7/24 可见转移。×× 医院病理会诊考虑为左耳皮肤黑色素瘤，浸润深度 < 1mm；Clark 分级 4 级；未见皮肤溃疡、脉管瘤栓及神经侵犯，切缘及基底未见病变。2019 年 6 月 20 日至 2019 年 8 月 29 日行特瑞普利单抗辅助治疗，共 6 周期。2019 年 9 月 11 日无明显诱因出现腹痛、腹泻及鲜血便。2019 年 9 月 19 日因腹泻加重就诊我院，完善常规实验室检查。

血常规：白细胞（white blood cell，WBC）17.49×10^9/L，中性粒细胞（neutrophil，NEU）14.95×10^9/L，血红蛋白（hemoglobin，HGB）160g/L；红细胞沉降率（ESR）31mm/h。

便常规：血性稀便，白细胞 2～4 个 /HP，红细胞 3～5 个 /HP，潜血阳性；球杆比为 10：3；便培养阴性。

2019 年 9 月 23 日行腹腔、盆腔 CT 检查示乙状结肠、部分降结肠及直肠上段肠壁增厚、僵硬，肠管略狭窄，病变周围肠管磨玻璃影，结合病史考虑结肠炎性病变。

2019 年 9 月 25 日行电子结肠镜检查，镜下见降结肠及乙状结肠多发节段性糜烂伴溃疡形成（图 5-2）。

降结肠糜烂组织活检病理示大肠黏膜慢性炎症（图 5-3）。

主诉：

临床诊断：

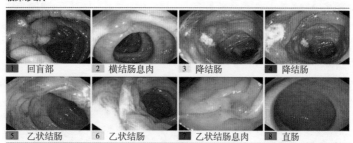

1 回盲部	2 横结肠息肉	3 降结肠	4 降结肠
5 乙状结肠	6 乙状结肠	7 乙状结肠息肉	8 直肠

镜下所见 / 手术过程：

患者取左侧卧位，麻醉满意，开始检查：经勾拉进镜顺利至回盲部。阑尾口卵圆，回盲瓣唇状。盲肠粘膜光滑。退镜观察横结肠和乙状结肠分别可见一枚大小约 1cm 及 0.7cm 息肉样隆起。降结肠及乙状结肠可见多发节段性糜烂伴溃疡形成。于降结肠溃疡糜烂处活检，质软。直肠黏膜光滑。肛管未见异常。

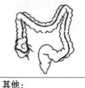

活检：   其他：

镜下诊断：溃疡型结肠炎（免疫治疗相关？）结肠多发息肉

图 5-2   电子结肠镜检查报告

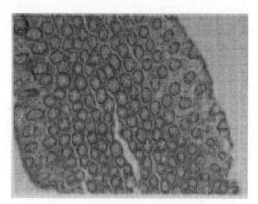

图 5-3   组织活检病理（HE 染色）

二、临床诊断

①左耳后黑色素瘤术后Ⅳ期 $T_1N_3M_1$；②腮腺转移术后；③颈部淋巴结转移清扫术后；④免疫相关性肠炎。

三、治疗过程

自2019年9月25日开始予以泼尼松40mg q.d.口服治疗，后逐渐减量（40mg 3d，30mg 5d，20mg 7d，10mg 7d，5mg 7d），同时予以抑酸、生长抑素、止血、静脉营养等支持治疗。患者腹痛、腹泻明显好转，于3d后基本消失，1周后排便频率及性状恢复正常。1个多月后（2019年11月8日）激素完全减停。后经过查房讨论，决定继续使用特瑞普利单抗辅助治疗，后续治疗过程中未出现显著肠炎复发。

四、病例总结

本病例展示了一例应用PD-1抑制剂后出现免疫性肠炎患者，在使用激素治疗后不良反应消退的典型案例。免疫性肠炎是一种相对少见的irAEs，但一旦发生，患者可能出现水电解质紊乱、感染、腹膜炎、肠穿孔等其他危及生命的合并症，因此需要早期识别和重视。在临床上，免疫性肠炎需要和感染性肠炎、化疗药物相关肠黏膜损伤相鉴别，临床医师往往需要结合病原学、影像学及电子肠镜结果进行综合分析从而做出诊断。本病例免疫性肠炎的分级为G2，按照指南意见需要及时进行免疫抑制治疗，在不良反应完全消退后，继续PD-1抑制剂治疗仍是推荐的。对于出现轻度和中度免疫性肠炎的患者，使用甲泼尼松1mg/(kg·d)往往有效，但也存在连续使用该方案2～3d临床表现仍无明显缓解的情况，此时可将激素上调到甲泼尼龙2mg/(kg·d)，或加用英夫利西单抗或维得利珠单抗联合治疗。有报道证实，在免疫性肠炎缓解后，使用ICIs再挑战的过程中联合应用英夫利西单抗是安全的。免疫性肠炎发生机制及分子标志物的研究仍在不断探索中。

参考文献

［1］ GUPTA A, DE FELICE KM, LOFTUS EV Jr., et al. Systematic review: colitis associated with anti-CTLA-4 therapy. Aliment

Pharmacol Ther, 2015, 42(4): 406-417.

[2]　KUMAR V, CHAUDHARY N, GARG M, et al. Current diagnosis and management of immune related adverse events (irAEs) induced by immune checkpoint inhibitor therapy. Front Pharmacol, 2017, 8: 49.

[3]　WANG DY, YE F, ZHAO S, et al. Incidence of immune checkpoint inhibitor-related colitis in solid tumor patients: a systematic review and meta-analysis. Oncoimmunology, 2017, 6(10): e1344805.

[4]　PERNOT S, RAMTOHUL T, TAIEB J. Checkpoint inhibitors and gastrointestinal immune-related adverse events. Curr Opin Oncol, 2016, 28(4): 264-268.

[5]　TANDON P, BOURASSA-BLANCHETTE S, BISHAY K, et al. The risk of diarrhea and colitis in patients with advanced melanoma undergoing immune checkpoint inhibitor therapy: a systematic review and meta-analysis. J Immunother, 2018, 41(3): 101-108.

[6]　中国临床肿瘤协会指南工作委员会 . 中国临床肿瘤学会（CSCO）免疫检查点抑制剂相关的毒性管理指南 2021. 北京：人民卫生出版社, 2021.

[7]　MOSLI MH, ZOU G, GARG SK, et al. C-reactive protein, fecal calprotectin, and stool lactoferrin for detection of endoscopic activity in symptomatic inflammatory bowel disease patients: a systematic review and meta-analysis. Am J Gastroenterol, 2015, 110(6): 802-819.

[8]　WRIGHT EK, KAMM MA, DE CRUZ P, et al. Measurement of fecal calprotectin improves monitoring and detection of recurrence of Crohn's disease after surgery. Gastroenterology, 2015, 148(5): 938-947.

[9]　TIBBLE J, SIGTHORSSON G, FOSTER R, et al. Faecal calprotectin and faecal occult blood tests in the diagnosis of colorectal carcinoma and adenoma. Gut, 2001, 49(3): 402-408.

[10]　TURVILL J, AGHAHOSEINI A, SIVARAJASINGHAM N, et al. Faecal calprotectin in patients with suspected colorectal cancer: a

diagnostic accuracy study. Br J Gen Pract, 2016, 66(648): e499-506.

［11］ ABU-SBEIH H, ALI FS, LUO W, et al. Importance of endoscopic and histological evaluation in the management of immune checkpoint inhibitor-induced colitis. J Immunother Cancer, 2018, 6(1): 95.

［12］ MARTHEY L, MATEUS C, MUSSINI C, et al. Cancer immunotherapy with anti-CTLA-4 monoclonal antibodies induces an inflammatory bowel disease. J Crohns Colitis, 2016, 10(4): 395-401.

［13］ WANG Y, ABU-SBEIH H, MAO E, et al. Endoscopic and histologic features of immune checkpoint inhibitor-related colitis. Inflamm Bowel Dis, 2018, 24(8): 1695-1705.

［14］ 孙菁,邹多武.免疫检查点抑制剂治疗相关胃肠道不良反应的临床诊疗管理.中华消化杂志,2021,41:3.

［15］ 李玥,王汉萍,郭潇潇,等.免疫检查点抑制剂相关消化系统不良反应的临床诊治建议.中国肺癌杂志,2019,22(10):661-665.

［16］ SCHNEIDER BJ, NAIDOO J, SANTOMASSO BD, et al. Management of immune-related adverse events in patients treated with immune checkpoint inhibitor therapy: ASCO Guideline update. J Clin Oncol, 2021, 39(36): 4073-4126.

［17］ ABDEL-RAHMAN O, ELHALAWANI H, FOUAD M. Risk of gastrointestinal complications in cancer patients treated with immune checkpoint inhibitors: a meta-analysis. Immunotherapy, 2015, 7(11): 1213-1227.

［18］ ABU-SBEIH H, ALI FS, WANG Y. Clinical review on the utility of fecal microbiota transplantation in immunocompromised patients. Curr Gastroenterol Rep, 2019, 21(4): 8.

［19］ WANG Y, WIESNOSKI DH, HELMINK BA, et al. Fecal microbiota transplantation for refractory immune checkpoint inhibitor-associated colitis. Nat Med, 2018, 24(12): 1804-1808.

［20］ ESFAHANI K, HUDSON M, BATIST G. Tofacitinib for refractory immune-related colitis from PD-1 therapy. N Engl J Med, 2020, 382(24): 2374-2375.

［21］ THOMAS AS, MA W, WANG Y. Ustekinumab for refractory colitis associated with immune checkpoint inhibitors. N Engl J Med, 2021, 384(6): 581-583.

［22］ ZOU F, WANG X, GLITZA OLIVA IC, et al. Fecal calprotectin concentration to assess endoscopic and histologic remission in patients with cancer with immune-mediated diarrhea and colitis. J Immunother Cancer, 2021, 9(1): e002058.

［23］ REID PD, CIFU AS, BASS AR. Management of immunotherapy-related toxicities in patients treated with immune checkpoint inhibitor therapy. JAMA, 2021, 325(5): 482-483.

［24］ DOUGAN M, LUOMA AM, DOUGAN SK, et al. Understanding and treating the inflammatory adverse events of cancer immunotherapy. Cell, 2021, 184(6): 1575-1588.

［25］ ABU-SBEIH H, HERRERA LN, TANG T, et al. Impact of antibiotic therapy on the development and response to treatment of immune checkpoint inhibitor-mediated diarrhea and colitis. J Immunother Cancer, 2019, 7(1): 242.

第六章　免疫治疗相关胰腺毒性管理

第一节　免疫治疗相关胰腺毒性概述

一、定义与分类

免疫检查点抑制剂（ICIs）引起的胰腺免疫相关不良反应（irAEs）称为 ICIs 相关胰腺毒性。根据患者有无症状可进一步分为无症状淀粉酶/脂肪酶升高胰腺炎和急性胰腺炎。

二、发生率及筛查

免疫治疗相关胰腺毒性发生率不高，无症状淀粉酶/脂肪酶升高发生率较急性胰腺炎略高，不同 ICIs 引起的胰腺毒性发生率略有差异。免疫相关无症状淀粉酶/脂肪酶升高发生率如下：PD-1 抑制剂引起的淀粉酶升高为 14%，脂肪酶升高为 8%；PD-1 抑制剂联合 CTLA-4 抑制剂引起的淀粉酶升高为 4%，脂肪酶升高为 2%。急性胰腺炎发生率如下：CTLA-4 抑制剂为 0.9%～3.0%，PD-1 抑制剂为 0.5%～1.6%；PD-1 抑制剂联合 CTLA-4 抑制剂发生率有所提高，为 1.2%～2.1%。

由于免疫治疗相关胰腺毒性的发生率低，临床上不常规检测淀粉酶和脂肪酶，若患者有胰腺炎的症状或体征，如恶心、腹胀、打嗝、腹痛或后背疼痛等，建议检测淀粉酶和脂肪酶。

第二节　免疫治疗相关胰腺毒性的诊断与分级

一、临床表现

免疫治疗相关胰腺炎缺乏典型临床症状,部分患者可能出现恶心、腹胀、打嗝、腹痛或后背疼痛等非特异性症状,尤其是进食高脂肪食物或饮酒后腹痛加重,部分患者可能出现脂肪泻,大便有泡沫、臭味,表面有油光。急性胰腺炎患者可出现急性腹痛,多为中左上腹,可波及全腹,向腰背部放射,进食后疼痛加重,严重者可能合并腹膜炎甚至出现多器官功能损伤。

二、相关检查

1. 实验室检查　临床上怀疑免疫治疗相关胰腺毒性时,可检测外周血淀粉酶、脂肪酶、血常规、生化常规、超敏 C 反应蛋白(hypersensitive C-reactive protein,hsCRP)和尿淀粉酶等。

血清淀粉酶:急性胰腺炎发作初始 2～12h 可出现血清淀粉酶升高,阳性提示胰腺炎可能,其升高程度和病情严重程度无明确相关性。

血清脂肪酶:起病后 24～72h 可检测到血清淀粉酶升高,阳性提示胰腺炎可能。

血常规:白细胞和中性粒细胞绝对数、中性粒细胞百分率等升高,提示可能合并感染。

生化常规:血糖升高可以反映胰腺坏死程度;血脂,包括甘油三酯、高密度脂蛋白、低密度脂蛋白等的水平,可提示胰腺炎是否由高脂血症引起;C 反应蛋白可判断有无合并感染及疾病严重程度;转氨酶、胆红素、肌酐等指标可判断有无合并肝肾功能损害。

尿淀粉酶:急性胰腺炎患者可能有尿淀粉酶升高。尿淀粉酶出现时间往往比血淀粉酶晚,起病后 12～24h 出现,持续 1～2 周达到高峰,随着疾病转归可逐渐消失。重症胰腺炎由于胰腺细胞重度坏死,胰腺分泌减少,血尿淀粉酶可能并不升高,因此血尿淀粉酶的水平与胰腺炎的严重程度没有必然联系。

胰腺内外分泌功能的检测:血糖、胰岛素、胰多肽和血清胆囊收缩素等指标反映胰腺内分泌功能;血或尿 N- 苯甲酰 -L 酪氨酸 - 对氨基苯甲酸(benzoyl tyrosine-para-amino benzoic acid,BT-PABA)检测、大便弹性蛋白酶含量检测、粪脂检测等可反映胰腺外分泌功能的改变。

2. 影像学检查

(1)X 线检查:发现有无胰腺钙化或结石,以排除其他原因引起的胰腺炎。

(2)超声胃镜检查:观察胰腺及其周围组织结构有无肿胀,用于排除慢性胰腺炎。

(3)胰腺薄层增强计算机断层扫描(CT)或磁共振成像(MRI)检查:用于明确诊断,判断胰腺炎的严重程度。CT 表现:胰腺坏死、胰周炎症改变、前哨肠袢征(十二指肠、空肠充气扩张)、结肠截断征(结肠脾曲扩张)、左侧腰大肌影消失、腹水、腹部无气等。

3. 组织病理学检查 经超声胃镜细针穿刺或内镜逆行胰胆管造影术(endoscopic retrograde cholangiopancreatography,ERCP)检查收集胰管分泌液进行细胞学检查,可鉴别胰腺炎、胰腺癌或肿瘤胰腺转移。该检查不作为常规推荐,仅在临床诊断困难,如影像学检查怀疑肿瘤转移至胰腺,需要鉴别时考虑使用。

三、诊断与分级

1. 免疫治疗相关胰腺毒性诊断 主要依靠临床症状、淀粉酶 / 脂肪酶改变和腹部 CT 或 MRI 检查。

2. 免疫治疗相关胰腺毒性分级

(1)无症状性淀粉酶 / 脂肪酶升高

G1 级:淀粉酶和 / 或脂肪酶≤ 3 倍 ULN。

G2 级:淀粉酶和 / 或脂肪酶升高至 3～5 倍 ULN。

G3～G4 级:淀粉酶和 / 或脂肪酶＞ 5 倍 ULN。

（2）急性胰腺炎

G1 级:出现下列症状 / 体征之一:淀粉酶 / 脂肪酶＞ 3 倍 ULN;临床表现考虑胰腺炎;CT 影像结果提示有胰腺炎。

G2 级:出现下列症状 / 体征中的两种:淀粉酶 / 脂肪酶＞ 3 倍 ULN;临床表现考虑胰腺炎;CT 影像结果提示有胰腺炎。

G3～G4 级:淀粉酶 / 脂肪酶升高,影像学诊断急性胰腺炎,严重腹痛、恶心 / 呕吐,血流动力学不稳定。

四、鉴别诊断

免疫治疗相关胰腺毒性的诊断需要和其他原因引起的胰腺毒性相鉴别。

免疫治疗相关无症状性淀粉酶 / 脂肪酶升高是一个排他性诊断,即排除其他可能诱发淀粉酶 / 脂肪酶升高的原因且接受了 ICIs 治疗才能诊断。需要和其他可能引起淀粉酶 / 脂肪酶升高的疾病,如慢性胰腺炎、炎性肠病、肠易激综合征、肠梗阻、胃轻瘫、恶心呕吐、糖尿病等相鉴别。

特别注意,免疫治疗相关胰腺炎要和慢性胰腺炎急性发作和自身免疫性胰腺炎相鉴别。慢性胰腺炎常会在饮酒或过度饱食等诱因后急性发作,因此需要了解患者有无慢性胰腺炎病史以及有无诱发因素。自身免疫性胰腺炎多见于老年男性,多为胰头局灶性病变,主要表现为梗阻性无痛性黄疸,可引起胰腺内外分泌功能降低,常演变为慢性胰腺炎,可合并有血清 IgG_4 水平升高、嗜酸性粒细胞增加,超声检查可见低回声为主的弥漫性胰大,对激素治疗敏感。

第三节 免疫治疗相关胰腺毒性的治疗

一、治疗原则

对于无症状性淀粉酶 / 脂肪酶升高的患者,先评估有无急性胰腺炎的表现,如果没有,可继续免疫治疗,如果有急性胰腺炎的证据,则按照胰腺炎的诊治原则处理。使用糖皮质激素治疗的患者在临床症状缓解后,需要在2～4周内逐步减量,停药之后仍监测胰腺炎复发的可能。病情轻且未合并感染者首选药物治疗,如果出现严重并发症,如胰腺脓肿、胰腺坏死合并感染或合并胆道疾病,经药物治疗继续恶化或无好转,需要多学科综合讨论,必要时可考虑手术干预。

二、分级治疗

ICIs 相关急性胰腺炎分级治疗方案见表 6-1。

表 6-1 ICIs 相关急性胰腺炎分级治疗方案

分级	治疗方案
G1	·按照无症状性淀粉酶 / 脂肪酶升高处理,静脉补液水化 ·消化内科会诊或转至专科诊治
G2	·暂停 ICIs 治疗 ·给予泼尼松 / 甲泼尼龙 0.5～1mg/(kg·d) ·可考虑联合麦考酚酯(500～1 000mg b.i.d.)治疗 ·静脉补液水化 ·消化内科会诊或转至专科诊治
G3～G4	·永久停用 ICIs 治疗 ·给予泼尼松 / 甲泼尼龙 1～2mg/(kg·d) ·可考虑联合麦考酚酯(500～1 000mg b.i.d.) ·静脉补液水化 ·消化内科会诊或转至专科诊治

三、其他治疗

根据患者并发症情况,同时给予对症处理,如使用生长抑素及其类似物(奥曲肽)抑制胰腺外分泌,减轻疼痛;如果有脂肪泻,可用胰酶替代治疗,改善消化吸收功能;同时应用质子泵抑制剂或 H_2 受体拮抗剂抑制胃酸分泌,减少胃酸对胰酶的破坏,提高药物疗效;合并糖尿病者使用胰岛素;合并感染者加用抗生素治疗。

四、ICIs 治疗重启

免疫相关胰腺毒性整体发生率低,目前未找到出现胰腺毒性后重启 ICIs 的相关报告,推荐参考各大指南中 ICIs 相关毒性的管理原则,即 ≤ G2 级毒性的患者好转后可再次启用 ICIs 治疗,出现 3 级及以上胰腺毒性的患者不建议重启 ICIs 治疗。

参考文献

[1] HOFMANN L, FORSCHNER A, LOQUAI C, et al. Cutaneous, gastrointestinal, hepatic, endocrine, and renal side-effects of Anti-PD-1 therapy. Eur J Cancer, 2016, 60: 190-209.

[2] POLLACK MH, BETOF A, DEARDEN H, et al. Safety of resuming anti-PD-1 in patients with immune-related adverse events (irAEs) during combined anti-CTLA-4 and Anti-PD1 in metastatic melanoma. Ann Oncol, 2018, 29(1): 250-255.

[3] RIBAS A, KEFFORD R, MARSHALL MA, et al. Phase Ⅲ randomized clinical trial comparing tremelimumab with standard-of-care chemotherapy in patients with advanced melanoma. J Clin Oncol, 2013, 31(5): 616-622.

[4] EGGERMONT AM, CHIARION-SILENI V, GROB JJ, et al. Adjuvant ipilimumab versus placebo after complete resection of high-risk stage Ⅲ melanoma (EORTC 18071): a randomised, double-blind, phase 3 trial. Lancet Oncol, 2015, 16(5): 522-530.

[5] BRAHMER JR, LACCHETTI C, SCHNEIDER BJ, et al. National comprehensive cancer network. management of immune-related adverse events in patients treated with immune checkpoint inhibitor therapy: American Society of Clinical Oncology clinical practice guideline. J Clin Oncol, 2018, 36(17): 1714-1768.

［6］ ISMAIL OZ, BHAYANA V. Lipase or amylase for the diagnosis of acute pancreatitis? Clin Biochem, 2017, 50(18): 1275-1280.

［7］ BANKS PA, BOLLEN TL, DERVENIS C, et al. Acute Pancreatitis Classification Working Group. Classification of acute pancreatitis-2012: revision of the atlanta classification and definitions by international consensus. Gut, 2013, 62(1): 102-111.

［8］ NAIDOO J, PAGE DB, LI BT, et al. Toxicities of the anti-PD-1 and anti-PD-L1 immune checkpoint antibodies. Ann Oncol, 2015, 26(12): 2375-2391.

［9］ HSU C, MARSHALL JL, HE AR. Workup and management of immune-mediated hepatobiliary pancreatic toxicities that develop during immune checkpoint inhibitor treatment. Oncologist, 2020, 25(2): 105-111.

［10］ ABU-SBEIH H, TANG T, LU Y, et al. Clinical characteristics and outcomes of immune checkpoint inhibitor-induced pancreatic injury. J Immunother Cancer, 2019, 7(1): 31.

第七章　免疫治疗相关肺毒性（肺炎）管理

第一节　免疫治疗相关肺毒性（肺炎）概述

一、定义

免疫检查点抑制剂（ICIs）引起的肺实质局部或弥漫性炎性改变称为免疫检查点抑制剂相关肺炎（checkpoint inhibitor-related pneumonitis，CIP）。

二、发生率及预防

在临床试验中，PD-1/PD-L1 抑制剂的 CIP 总发生率较低，从 2% 至 8% 不等，严重 CIP 发生率为 0.3%～2.0%；但在真实世界研究中，其发生率明显升高，总发生率最高可达 19%，严重 CIP 发生率普遍为 3%～4%。有研究分析提示，CIP 为 PD-1/PD-L1 抑制剂相关死亡的最常见不良反应（35%），故其具有发生率低但致死率高的特点。相较于 PD-1/PD-L1 抑制剂，CTLA-4 抑制剂相关 CIP 较为罕见（< 1%）；但双免疫联合治疗（PD-1/PD-L1 抑制剂 +CTLA-4 抑制剂）时，CIP 的发生率会显著增加。除双免疫联合治疗外，CIP 发生的危险因素还包括肺部疾病史（特别是间质性肺病）、肺部放疗史、其他合并用药（包括化疗、靶向治疗）等。

目前暂无有效方法预测 CIP 发生，因此基线评估和随访监测在 CIP 的预防和早诊早治中具有至关重要的作用。建议在开展 ICIs 治疗前，充分了解患者的基本情况（包括一般状态、年龄、吸烟史、肺部疾病史等）；在治疗中定期随访患者是否有肺炎相关临床表现、规律监测患者静息或活动时血氧饱和度和胸部影像学；对于本身有肺部疾病史（如慢性阻塞性肺疾病、间质性肺病等）者，应定期予以相应有效检查（如肺功能检查和六分钟步行试验），进行病情监测。

第二节　检查点抑制剂相关肺毒性（肺炎）的诊断与分级

一、临床表现

CIP 的发生时间（距 ICIs 开始使用的时间）异质性较大，其中位发生时间约为开始治疗后的 2.8 个月（范围：9d～19.2 个月）。CIP 的临床表现无特异性，其中约 1/3 患者可无症状。常见临床表现包括气促、干咳、发热和胸痛等（表 7-1）。部分 CIP 患者的体格检查可闻及 velcro 啰音，其他患者则无明显异常；若患者合并肺部感染或心力衰竭等其他情况，也可于肺部闻及湿啰音。

表 7-1　CIP 临床表现发生率

症状	发生率 /%
气促	53
干咳	35
发热	12
胸痛	7

二、相关检查

1. 实验室检查　CIP 暂无特异性实验室检查指标。研究提示，部分 CIP 患者可出现炎症相关指标如白细胞计数、中性粒细胞计数、嗜酸性粒细胞计数、C 反应蛋白、血沉、IL-6 等升高；但当此类炎症相关指标升高时还需要注意排除感染的可能。

2.**影像学检查** 胸部 CT 较胸部 X 线片可以更好地识别 CIP，可作为首选影像学检查方法。目前，CIP 的影像学表现主要参考间质性肺病进行描述和分类，主要分为：①机化性肺炎（organizing pneumonia，OP）；②非特异性间质性肺炎（nonspecific interstitial pneumonia，NSIP）；③过敏性肺炎（hypersensitivity pneumonitis，HP）；④急性间质性肺炎 - 急性呼吸窘迫综合征（acute interstitial pneumonia-acute respiratory distress syndrome，AIP-ARDS）；⑤细支气管炎（各类型的影像学特征列于表 7-2，典型 CT 影像特征见图 7-1）。其中，最为常见的类型为 OP。同时，有 30%～40% 的患者因不具备典型影像学改变而无法进行分类。

表 7-2　CIP 影像学表现

分类	CT 特征
OP	散在的泡实变影和 / 或磨玻璃影（ground-glass opacities，GGOs）
	分布：中下肺叶为主，支气管血管周围和 / 或胸膜下
	常合并：条索状实变影、肺叶周围磨玻璃影 / 实变影、反晕征
NSIP	双侧相对对称的磨玻璃影和网格影
	分布：肺叶外侧和下部为主
	偶尔合并：牵拉性支气管扩张和肺容积减少
HP	弥漫性或小叶中心型磨玻璃影或结节影
	分布：中上肺为主
	偶尔合并：空气潴留
AIP-ARDS	弥漫性或多发性磨玻璃影或实变影
	分布：双肺弥漫
	常合并：牵拉性支气管扩张和肺容积减少
细支气管炎	树芽结节的小叶中心结节
	偶尔合并：邻近的磨玻璃影和 / 或实变

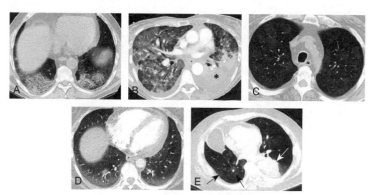

图 7-1 典型 CT 影像特征

A. 机化性肺炎;B. 急性间质性肺炎 - 急性呼吸窘迫综合征;C. 过敏性肺炎;D. 非特异间质性肺炎;E. 细支气管炎。

3. 肺组织病理学检查 肺组织活检(包括 B 超 /CT 引导下肺穿刺活检和经支气管镜肺活检)目前主要用于 CIP 与肺部感染、肺癌进展及其他相关疾病鉴别困难时的检查。CIP 没有单一特征性病理学表现,报道研究显示,CIP 病理呈肺部炎症改变,镜下常可见炎症细胞及淋巴细胞浸润;肺泡灌洗液结果亦提示肺内淋巴细胞、中性粒细胞和嗜酸性粒细胞浸润增加。根据病灶镜下特征及病变严重程度不同,CIP 可表现为:OP(常伴有肺泡腔内非坏死性肉芽肿)、弥漫性肺泡损伤、急性纤维素性炎等,其中 OP 最为常见。除此以外,肺泡腔内泡沫细胞聚集、II 型肺泡上皮空泡化等病理表现也可见于部分病例。

三、诊断与分级

由于没有特异性临床特征,CIP 的诊断主要依赖排他性诊断,其诊断标准如下:① ICIs 用药史;②新出现的肺部阴影(如上述 CIP 影像学中的表现);③除外肺部感染、肺部肿瘤进展、其他原因引起的肺间质性疾病、肺血管炎、肺栓塞及肺水肿等。根据《中国临床肿瘤学会(CSCO)免疫检查点抑制剂相关的毒性管理指南 2021》,CIP 分级如下：

G1 级：无症状；病灶局限于单个肺叶或 < 25% 肺实质。

G2 级：出现新的症状 / 症状恶化,包括呼吸短促、咳嗽、胸痛、发热和缺氧,累及多个肺叶且达到 25%~50% 的肺实质,影响日常生活,需要使用药物干预治疗。

G3 级：严重的新发症状,累及所有肺叶或 > 50% 肺实质,个人自理能力受限,需吸氧,需住院治疗。

G4 级：危及生命的呼吸困难、急性呼吸窘迫综合征(ARDS),需要插管等紧急干预措施。

四、鉴别诊断

CIP 的诊断需要排除肺部感染、肺部肿瘤进展、其他原因引起的肺间质性疾病、肺血管炎、肺栓塞及肺水肿等。病原学检测[包括痰涂片及培养、支气管镜肺泡灌洗液微生物二代测序(next-generation sequencing,NGS)检测及培养、血病毒抗体检测、结核分枝杆菌斑点试验(T-cell spot of tuberculosis,T-SPOT)、G 试验 /GM 试验、隐球菌荚膜抗原检测等]、自身抗体检测、影像学检查均有助于鉴别诊断,必要时可行组织活检明确诊断。

第三节　检查点抑制剂相关肺毒性(肺炎)的治疗

一、治疗原则

对于 CIP 患者,在暂停或永久停用 ICIs 的基础上,以糖皮质激素为主,辅以其他支持治疗。尽管大部分患者激素治疗有效,但仍有 18% 的 CIP 患者表现出激素抵抗,此时需要通过其他免疫抑制剂(如英夫利西单抗、吗替麦考酚酯、免疫球蛋白等)对病情进行控制。

二、分级治疗

CIP 的分级治疗方案见表 7-3。

表 7-3 CIP 分级治疗方案

分级	治疗方案
G1	·可继续 ICIs 治疗 ·推荐基线检查包括胸部 CT、血氧饱和度、血常规、肝肾功能、电解质、甲状腺功能检测、血沉、肺功能 ·3~4 周后复查胸部 CT 和肺功能,若影像学无改变或有好转,可在密切随访下继续 ICIs 治疗 ·若影像学进展,需要升级治疗等级,暂停 ICIs 治疗
G2	·建议暂停 ICIs 治疗 ·推荐基线检查包括胸部高分辨率 CT、血常规、肝肾功能、电解质、肺功能 ·建议可行鼻拭子、痰培养及药敏、血培养及药敏等排除病原体感染 ·必要时可行支气管镜检查或组织活检明确诊断 ·静脉滴注甲泼尼龙 1~2mg/(kg·d),若不能完全排除感染,需要考虑加用经验性抗感染治疗 ·治疗 48~72h 后,若症状改善,激素在 4~6 周内按照每周 5~10mg 逐步减量 ·若症状无改善,需要升级治疗等级(按 G3~G4 级反应治疗),3~4 周后复查胸部 CT ·若病情可降至 ≤ G1 级,可于评估后复用 ICIs
G3~G4	·建议永久停用 ICIs 治疗 ·推荐基线检查包括胸部高分辨率 CT、血常规、肝肾功能、电解质、肺功能 ·建议可行鼻拭子、痰培养及药敏、血培养及药敏等排除病原体感染 ·必要时可行支气管镜检查或组织活检明确诊断 ·静脉滴注甲泼尼龙 2mg/(kg·d),酌情行肺通气治疗 ·治疗 48h 后,若临床症状改善,继续治疗至症状改善(≤ G1 级),激素在 4~6 周内逐步减量

分级	治疗方案
G4	·若无明显改善,可考虑接受英夫利西单抗(5mg/kg)静脉滴注(14d后可重复给药),或吗替麦考酚酯(1~1.5g/次,2次/d),或静脉注射免疫球蛋白

注:部分 CIP 患者的激素应用时长较长,对于使用超过 20mg 泼尼松或等效剂量药物 ≥ 4 周者,应考虑预防耶氏肺孢子菌感染,首选药物为复方甲氧苄啶/磺胺甲噁唑(TMP-SMX),推荐剂量为每天 2 片,另一种剂量方案为每天 1 片或每周 3 次每次 2 片;对于持续 6~8 周或更长时间使用超过 20mg 泼尼松或等效剂量药物的患者,可考虑预防真菌感染(如使用氟康唑等)。长期使用糖皮质激素者有发生骨质疏松的风险,应补充钙剂和维生素 D,并使用质子泵抑制剂预防胃肠道反应。

在使用 TNF-α 抑制剂(英夫利西单抗)前,应行 T-SPOT 试验排除结核,检测乙型肝炎病毒(HBV)、丙型肝炎病毒(HCV),并在治疗期间和治疗后数月内监测 HBV/HCV。

三、其他治疗

除常规激素和免疫抑制剂外,有病例报道提示,抗肺纤维化药物吡非尼酮和尼达尼布可为 CIP 患者,特别是激素抵抗型 CIP 患者带来一定的临床获益。这可能与两个药物的抗炎、抗氧化作用相关,同时它们的抗纤维化作用在 CIP 发展后期的肺纤维化阶段可起到一定治疗作用。此外,托珠单抗、环磷酰胺、他克莫司、血管活性肠肽等均有报道显示对 CIP 有疗效。

四、ICIs 治疗重启

CIP 是 ICIs 再挑战后 irAEs 复发的独立危险因素($OR=$2.26,95%CI 1.18~4.32),其中 CIP 再发率可达 27.7%。目前,指南推荐仅当 G2 级肺毒性降至 ≤ G1 级时可考虑 ICIs 再挑战,对于 G3~G4 级 CIP 患者建议永久停用 ICIs。

第四节　免疫治疗相关肺毒性（肺炎）典型病例

一例激素治疗成功的免疫相关肺炎病例

病例概要

本病例为一例 64 岁男性患者,诊断为右肺鳞癌,Ⅳ A 期,驱动基因阴性,PD-L1 表达水平为 10%,接受信迪利单抗＋奈达铂＋吉西他滨联合治疗 4 个疗程后用信迪利单抗维持治疗 2 个疗程,共治疗 6 个疗程后复查提示肿瘤明显缩小,但左下肺出现新增多发炎症,考虑为免疫相关肺炎（G2 级）,暂停信迪利单抗,予以小剂量激素治疗后,病灶完全吸收,不良反应等级降至 G1 级。因考虑免疫相关肺炎治疗效果良好,予免疫治疗再挑战。

一、病例资料

患者,男性,64 岁,6 个月前行全身 PET/CT 检查,提示右肺肿瘤伴双侧腋窝、锁骨上窝及纵隔淋巴结、胸椎转移,气管镜病理活检提示肺鳞癌,明确诊断为:右肺鳞癌（cT4N3M1b Ⅳ A 期）。予信迪利单抗＋奈达铂＋吉西他滨 4 个疗程后信迪利单抗维持治疗 2 个疗程,疗效达部分缓解（PR）。2d 前,患者出现干咳,无伴胸闷、气促,复查胸部 CT（2022 年 2 月 11 日）提示:左下肺新增多发炎症,左上肺舌段及右下肺炎症较前增多,遂入院于经支气管镜肺活检术及支气管肺泡灌洗术明确诊断。

既往史:无

个人史:无外地居住史、疫区居住史,无吸烟史、饮酒史。

家族史:无特殊。

查体:体温 36.4℃,脉率 77 次 /min,呼吸频率 20 次 /min,血压 120/65mmHg。吸空气下末梢血氧 95%,呼吸平稳,双肺未闻及干湿啰音及胸膜摩擦音。

辅助检查:胸部 CT 平扫＋增强提示:①右中肺内侧段肺

癌较前缩小,右肺门及纵隔淋巴结转移同前;②左下肺新增多发炎症,左上肺下舌段及右下肺炎症较前增多;③右上肺数个肺大疱。头颅 MRI 平扫 + 增强提示:①双侧额叶少许小缺血灶同前;②头颅 MRI 增强未见异常强化。入院后查超敏 CRP 12.14mg/L(0~3mg/L),IL-6 6.55pg/mL(0~5.30pg/mL),血常规、肝肾功能、电解质、凝血功能等未见异常。支气管肺泡灌洗液超光谱病原微生物宏基因组二代测序技术(metagenomics next-generation sequencing,mNGS)未检出致病菌,组织病理结果提示肺间质性炎症伴机化。

二、临床诊断

目前诊断:①右肺鳞癌(cT4N3M1b Ⅳ A 期);②免疫相关肺炎(G2 级)。

三、治疗过程

予口服甲泼尼龙治疗,第一周 40mg q.d.,之后每周减量 10mg,至第 3 周 20mg q.d.。治疗后,患者自觉干咳缓解,无其余不适。复查胸部 CT(2022 年 3 月 14 日)示左下肺多发炎症基本吸收,左上肺下舌段及右下肺炎症同前,考虑免疫相关肺炎病灶大部分吸收,降为 G1 级肺炎,停用激素并于 3 周后复诊。末次复诊 CT(2022 年 4 月 6 日)提示未见左下肺多发炎症,左上肺下舌段及右下肺炎症同前。考虑免疫相关肺炎稳定维持在 G1 级,前期免疫治疗疗效佳,予免疫治疗再挑战(治疗过程中肺部病变演变见图 7-2)。

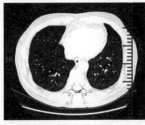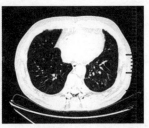

2021 年 12 月 10 日　　　　2022 年 2 月 11 日

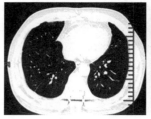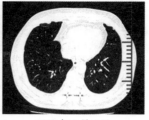

| 2022年3月14日 | 2022年4月6日 |

图 7-2　患者治疗过程中胸部 CT 检查

四、病例总结

本病例分析展示了一例免疫治疗后延迟发生 G2 级 CIP 患者的诊疗过程。对 CIP 的治疗及时、规范，在暂停使用 ICIs 的基础上增加激素治疗；患者对激素治疗敏感性较高，病灶吸收效果较好，为后续肿瘤治疗提供了免疫治疗再挑战的机会。本病例提示了 CIP 及时规范治疗的重要性。

参考文献

[1] NAIDOO J, WANG X, WOO KM, et al. Hellmann MD. Pneumonitis in patients treated with anti-programmed death-1/programmed death ligand 1 therapy. J Clin Oncol, 2017, 35(7): 709-717.

[2] SURESH K, VOONG KR, SHANKAR B, et al. Pneumonitis in non-small cell lung cancer patients receiving immune checkpoint immunotherapy: incidence and risk factors. J Thorac Oncol, 2018, 13(12): 1930-1939.

[3] CHO JY, KIM J, LEE JS, et al. Characteristics, incidence, and risk factors of immune checkpoint inhibitor-related pneumonitis in patients with non-small cell lung cancer. Lung Cancer, 2018, 125: 150-156.

[4] WANG DY, SALEM JE, COHEN JV, et al. Fatal toxic effects associated with immune checkpoint inhibitors: a systematic review and meta-analysis. JAMA Oncol, 2018, 4(12): 1721-1728.

[5] TASAKA S, TOKUDA H. Pneumocystis jirovecii pneumonia in non-HIV-infected patients in the era of novel immunosuppressive therapies. J Infect Chemother, 2012, 18(6): 793-806.

[6] ZHAI X, ZHANG J, TIAN Y, et al. The mechanism and risk factors for immune checkpoint inhibitor pneumonitis in non-small cell lung cancer patients. Cancer Biol Med, 2020, 17(3): 599-611.

[7] ZHANG Q, TANG L, ZHOU Y, et al. Immune checkpoint inhibitor-associated pneumonitis in non-small cell lung cancer: current understanding in characteristics, diagnosis, and management. Front Immunol, 2021, 12: 663986.

[8] ZHU S, FU Y, ZHU B, et al. Pneumonitis induced by immune checkpoint inhibitors: from clinical data to translational investigation. Front Oncol, 2020, 10: 1785.

[9] WANG H, GUO X, ZHOU J, et al. Clinical diagnosis and treatment of immune checkpoint inhibitor-associated pneumonitis. Thorac Cancer, 2020, 11(1): 191-197.

[10] POZZESSERE C, LAZOR R, JUMEAU R, et al. Imaging features of pulmonary immune-related adverse events. J Thorac Oncol, 2021, 16(9): 1449-1460.

[11] KALISZ KR, RAMAIYA NH, LAUKAMP KR, et al. Immune checkpoint inhibitor therapy-related pneumonitis: patterns and management. Radiographics, 2019, 39(7): 1923-1937.

[12] NISHINO M. Imaging of oncologic treatment-related pneumonitis: a focused review on emerging issues of immune checkpoint inhibitor pneumonitis, from the AJR special series on inflammation. AJR Am J Roentgenol, 2022, 218(1): 19-27.

[13] NISHIYAMA O, SHIMIZU S, HARATANI K, et al. Clinical implications of bronchoscopy for immune checkpoint inhibitor-related pneumonitis in patients with non-small cell lung cancer. BMC Pulm Med, 2021, 21(1): 155.

[14] LARSEN BT, CHAE JM, DIXIT AS, et al. Clinical and histopathologic features of immune checkpoint inhibitor-related

pneumonitis. Am J Surg Pathol, 2019, 43(10): 1331-1340.

［15］中华医学会呼吸病学分会肺癌学组．免疫检查点抑制剂相关肺炎诊治专家共识．中华结核和呼吸杂志, 2019, 42（11）: 820-825.

［16］中国临床肿瘤协会指南工作委员会．中国临床肿瘤学会（CSCO）免疫检查点抑制剂相关的毒性管理指南 2021. 北京：人民卫生出版社, 2021.

［17］XIE XH, DENG HY, LIN XQ, et al. Case Report: Nintedanib for pembrolizumab-related pneumonitis in a patient with non-small cell lung cancer. Front Oncol, 2021, 11: 673877.

［18］MIAO K, XU Y, XU W, et al. Treatment of steroid-resistant checkpoint inhibitor pneumonitis with pirfenidone: A case report. Thorac Cancer, 2021, 12(15): 2214-2216.

［19］ANDO H, SUZUKI K, YANAGIHARA T. Insights into potential pathogenesis and treatment options for immune-checkpoint inhibitor-related pneumonitis. Biomedicines, 2021, 9(10): 1484.

第八章　免疫治疗相关骨关节及肌毒性管理

第一节　免疫治疗相关骨关节及肌毒性概述

一、定义

免疫检查点抑制剂(ICIs)治疗过程中发生的与经典骨骼肌肉疾病类似的免疫相关不良反应(irAEs)称为 ICIs 相关骨关节及肌毒性,如关节炎、炎症性肌炎、肌痛等。

二、发生率

在 ICIs 相关临床试验中,最常见的骨关节及肌毒性是关节痛,发生率高达 43%;其次是肌痛,发生率为 2%~21%;肌炎较为少见,但严重情况下会危及生命。骨关节及肌毒性常发生在接受 PD-1/PD-L1 抑制剂及联合免疫治疗的患者中,尤其是纳武利尤单抗和伊匹木单抗联合治疗时,骨关节及肌毒性的报道更为频繁。

炎性关节炎发生率为 1%~7%,可以在 ICIs 治疗后的任何时刻发生。据报道,部分患者在首次给药后即发生关节炎,也有部分患者表现为迟发效应,如有报道一例患者在 ICIs 治疗后的第 53 个月发生关节炎。肌炎通常在开始治疗后的早期发生,并且相关报道主要发生在接受 PD-1 抑制剂或联合治疗的患者中。ICIs 治疗导致的风湿性多肌痛(polymyalgia rheumatica,PMR)发病时间为使用 ICIs 后 10d 到 1 年不等。PMR 患者通常合并巨细胞动脉炎(giant cell arteritis,GCA),且有报道 GCA 在接受伊匹木单抗治疗的患者中发生,因此两种疾病常被一起讨论。

　　已存在自身免疫性疾病的癌症患者可能发生不良反应的风险较高。但现有证据表明,这类患者中大部分发生 irAEs 的风险与自身免疫性疾病的复发和病情恶化有关,不一定与新发 irAEs 的发生率增加有关。据文献报道,有 50% 的患者在接受 ICIs 治疗时潜在自身免疫性疾病加重,超过 1/3 的患者出现新的 irAEs(最常见的是结肠炎和垂体炎),这与临床试验报道类似。无论患者是否存在自身免疫性疾病,新发 irAEs 的概率可能相似,但具有自身免疫性疾病的患者新发 irAEs 可能更严重,并可能导致患者因严重不良反应而死亡。在 ICIs 治疗开始时,活动性和非活动性自身免疫性疾病患者的 irAEs 发生概率无显著差异。

第二节　免疫治疗相关骨关节及肌毒性的诊断与治疗

一、免疫治疗相关炎性关节炎

　　1. 临床特征　患者可能主诉关节疼痛,伴或不伴有关节僵硬,可迅速发展为明显滑膜炎。关节僵硬通常发生在早晨或休息 / 停止运动一段时间后,持续至少 30～60min,并随着运动而逐渐缓解。体格检查主要表现为关节压痛、肿胀及活动范围受限,周围软组织可能出现发热、红斑。相邻肌腱及肌腱与骨相连的位置也可能受到影响,产生炎症反应。炎症性关节炎主要有以下类型:

　　(1)中到大关节受累的寡 / 多发性关节炎:主要发生在较大的关节,如膝关节、踝关节或腕关节,在某些情况下类似反应性关节炎。关节炎对称或不对称分布存在。类风湿因子(rheumatoid factor,RF)和抗环瓜氨酸肽抗体(anticyclic citrullinated peptide antibody,CCP)通常是阴性,一些患者的抗核抗体可能为阳性。目前报道中,多数病例 X 线片均表现正常,但持续炎症可导致侵蚀性疾病。有的患者还可能会出现反应性关节炎的关节外特征,如结膜炎或尿道炎。

(2)类似血清阴性脊柱关节病(seronegative spondyloan-thropathy,SpA):表现为炎症性背痛或颈椎疼痛,可发展为肌腱附着点炎症,表现为足跟或髂嵴等部位的疼痛和压痛。SpA患者常携带人类白细胞抗原(human leukocyte antigen,HLA)B27等位基因,ICIs诱导的关节炎患者很少出现HLA-B27阳性。

(3)类似类风湿关节炎(rheumatoid arthritis,RA):ICIs所致关节炎患者可能出现对称性多关节炎,主要累及手和腕的小关节及其他较大关节,可为侵袭性关节炎,并导致永久性关节损伤。但亦有别于RA,非好发于女性,血清检测类风湿因子、CCP和抗核抗体常为阴性。

2. 相关检查

(1)实验室检查:包括传染病、炎症标志物、自身免疫指标和HLA-B27的检查。应该对患者进行乙型/丙型肝炎、艾滋病和结核病的检测,因为ICIs可能会重新激活潜在的传染病。如果炎症症状持续存在,则进行红细胞沉降率(ESR)、C反应蛋白(C-reactive protein,CRP)、抗核抗体、类风湿因子和CCP的检测。如果关节炎的发病模式类似于血清阴性的脊柱关节病或反应性关节炎则应检测HLA-B27。

(2)影像学检查:可以明确诊断并评估关节损伤程度,尤其是受侵蚀程度和关节间隙变窄的程度。在检测滑膜炎、炎性信号、肌腱病变、附着点炎及骨膜下侵蚀、骨质破坏等方面,肌肉骨骼超声检查和/或MRI检查比普通X线片检查更敏感。

建议尽早转诊风湿病科以确定炎性关节炎的诊断,排除其他风湿性疾病,确定损伤的早期征兆,评估关节穿刺和糖皮质激素关节内注射的必要性,评估改善病情抗风湿药(disease-modifying antirheumatic drugs,DMARDs)的最佳给药时机和给药剂量。

3. 诊断与分级

G1级:轻度关节疼痛,有炎症、红斑或关节肿胀的迹象,对日常生活能力（activities of daily living, ADL）没有功能影响。

G2 级：中度关节疼痛，有炎症、红斑或关节肿胀迹象，ADL 受限，不影响自我护理。

G3～G4 级：严重关节疼痛，有炎症、红斑或关节肿胀迹象，自我护理、ADL 受限，影像学显示关节损伤。

4. 鉴别诊断 临床医师应首先确认症状是在接受 ICIs 治疗后出现，并排除任何可能导致相似症状的肌肉骨骼疾病。鉴别诊断主要包括：其他关节疾病，如骨关节炎、晶体诱发的关节病、软组织区域综合征，及相邻骨或关节结构肿瘤转移性疾病。单个关节发炎的患者需要排除化脓性关节炎，尤其是存在相关风险因素的患者，如其他器官感染、发热或中性粒细胞增多。

5. 分级治疗 处理 ICIs 骨关节及肌毒性，首先需要风湿科与肿瘤科医师合作，决定 ICIs 治疗是否可以继续进行。目前研究提示，出现骨关节及肌毒性患者的肿瘤治疗预后较好，故整体原则为：肿瘤治疗有效，应尽量继续 ICIs 治疗；若出现严重 irAEs，必要时暂停或永久停用 ICIs。ICIs 相关炎性关节炎分级治疗方案见表 8-1。

表 8-1　ICIs 相关炎性关节炎分级治疗方案

分级	治疗方案
G1	·继续 ICIs 治疗 ·如果没有禁忌证，可使用对乙酰氨基酚或非甾体抗炎药（nonsteroidal anti-inflammatory drugs, NSAIDs）镇痛 ·如果 4 周内症状没有改善，升级为 G2 级管理
G2	·暂停 ICIs 治疗 ·镇痛升级，并根据需要考虑使用更高剂量 NSAIDs ·若症状控制不佳，启用口服泼尼松或等效剂量其他药物治疗，10～20mg/d，持续 4 周 ·若症状改善，激素在 4～6 周内逐渐减量，当症状消失且泼尼松 ≤ 10mg/d 时可恢复 ICIs ·如果 4～6 周仍无改善，升级为 G3 级管理

分级	治疗方案
G2	·若 6～8 周后无法将泼尼松减量至 10mg/d,考虑使用 DMARDs ·如果涉及 ≤ 2 个大关节,则需要进行关节穿刺术和关节内注射糖皮质激素 ·转诊至风湿科
G3～G4	·暂停 ICIs 治疗 ·若症状恢复至 G1 级或更轻,可在风湿科医师指导下继续治疗 ·口服泼尼松或等效剂量其他药物,0.5～1mg/(kg·d),持续 4 周 ·若症状改善,激素治疗在 4～6 周内逐渐减量 ·如果激素治疗 2 周后症状仍无改善或恶化,可考虑应用合成类 DMARDs(甲氨蝶呤或来氟米特)或生物类 DMARDs(TNF-α 或 IL-6 受体抑制剂) ·DMARDs 治疗前行乙型、丙型肝炎病毒及结核分枝杆菌检查 ·转诊至风湿科

注:①存在以下情况时应及时进行风湿科会诊:关节炎程度 ≥ G2 级,关节疼痛持续超过 4 周,存在关节肿胀(滑膜炎)的证据,或患者在 4 周内不能将糖皮质激素的剂量减至 ≤ 10mg/d。②关节炎患者应在治疗后每 4～6 周定期临床评估,以监测关节炎的发展过程,包括关节检查和炎症标志物评估(ESR 和 / 或 CRP)。

二、免疫治疗相关肌炎

1. 临床特征 患者通常主诉虚弱无力,偶有肌痛,难以将手臂抬起超过头顶,站立和行走困难。症状十分严重的情况下还可能出现吞咽困难、声音嘶哑和呼吸困难。体格检查中,患者主要表现为上下肢近端肌肉无力和颈部屈肌无力。严重肌炎可引起心肌炎和急性横纹肌溶解症。实验室检查提示肌酸激酶(creatine kinase,CK)水平显著升高,但肌炎抗体多为阴性。肌电图可见肌源性损害。病理表现主要为局灶坏死性肌病,并有大量巨噬细胞和 T 细胞浸润,无皮肌炎特征性束周萎缩表现。

单独的肌炎是临床中最常见的发病模式,仅影响肌肉,不伴随皮疹,有时可表现为横纹肌溶解的严重坏死性肌炎。有部分患者肌肉无力与皮疹共存,皮疹类型包括掌指和指间关节背面 Gottron 丘疹、皮肤角质层粗糙、指甲皱裂异常、上眼睑嗜日性皮疹和水肿、横穿鼻唇沟的面部红斑、颈部和上胸部红斑(V 领征)、背部红斑(披巾征)或大腿外侧红斑(皮套征)。

2. 相关检查

(1)实验室检查:包括肌酸激酶、炎症标志物(ESR 和 CRP)、肌钙蛋白 T(cardiac troponin T,TnT)、肌炎自身免疫性抗体及其他用于评估神经系统疾病的副肿瘤综合征自身抗体检查。肌钙蛋白可用于评估心肌受累情况。肌炎自身免疫性指标可用于确认患者是否患有副肿瘤性肌炎,但目前尚不清楚临床常检测的原发性或副肿瘤性肌炎相关特异性自身抗体是否可用于评估 ICIs 诱导的肌炎。

(2)影像学检查:针对诊断不清楚或需要进行组织活检的患者,MRI 可以定位有炎症变化的区域,受影响区域通常表现为水肿和信号增强。

(3)组织活检:可以在诊断不明确,尤其是在肌酸激酶仅轻度升高的情况下,进行肌肉活检,因为肌酸激酶轻度升高也可见于神经系统疾病患者。

(4)其他:肌电图和神经传导速度检测可以区分肌无力是肌肉还是神经原因造成的。对疑似心肌炎的患者可以进行超声心动图检查。

3. 诊断与分级

G1 级:轻度无力,伴或不伴疼痛。

G2 级:中度无力,伴或不伴疼痛,ADL 受限。

G3~G4 级:严重肌肉疼痛和无力,自我护理能力、ADL 受限。

4. 鉴别诊断 临床医师应首先确认症状是在 ICIs 治疗后产生，并排除任何可能引起类似症状的风湿病，如副肿瘤性肌炎。鉴别诊断主要包括引起肌肉无力的其他原因，如重症肌无力、肌肉营养不良、其他药物（如他汀类药物或糖皮质激素）引起的肌病、神经系统综合征及内分泌紊乱（如甲状腺功能减退或肾上腺功能不全），这些也可能以 irAEs 的形式出现。肌炎主要引起肌肉无力，应主要与肌肉疼痛相关的疾病（如纤维肌痛或风湿性多肌痛）相区别。

5. 分级治疗 ICIs 相关肌炎分级治疗方案见表 8-2。

表 8-2 ICIs 相关肌炎分级治疗方案

分级	治疗方案
G1	·继续 ICIs 治疗 ·如果没有禁忌证，可以根据需要使用对乙酰氨基酚或 NSAIDs 镇痛 ·若患者肌无力伴肌酸激酶升高，则升级为 G2 级管理
G2	·暂停 ICIs 治疗 ·如果肌电图、MRI 或肌肉活检发现肌肉异常或肌酸激酶升高，考虑永久停用 ICIs ·对于伴心肌受累的患者，建议永久停用 ICIs ·如果没有禁忌证，可以根据需要使用对乙酰氨基酚或 NSAIDs 镇痛 ·如果肌酸激酶水平升高至正常水平的 3 倍，则使用 0.5～1mg/(kg·d) 泼尼松口服或等效剂量其他药物 ·症状缓解，泼尼松减量至 ≤ 10mg/d 且肌酸激酶恢复正常后可恢复 ICIs 治疗 ·若治疗后症状没有改善，则升级为 G3 级管理
G3～G4	·暂停 ICIs 治疗 ·症状改善至 G1 级可重启 ICIs 治疗 ·如果患者出现重症心肌受累，永久停用 ICIs ·口服泼尼松 1mg/(kg·d) 或等效剂量其他药物，直至症状改善至 G1 级，然后在 4～6 周内逐渐减量

分级	治疗方案
G3～G4	•如果患者有吞咽困难,心脏、呼吸功能受累或严重肌肉无力,活动能力受限,可使用 1～2mg/kg 或更高剂量甲泼尼龙静脉滴注 •如果患者对糖皮质激素没有足够反应且出现危及生命的并发症,可以考虑血浆置换术 •可以考虑静脉注射免疫球蛋白治疗 •如果治疗 4～6 周后症状仍无改善或症状及实验室检查结果同时恶化,可考虑使用 DMARDs,但其作用起效比血浆置换或静脉注射免疫球蛋白治疗慢

注:①若出现激素抵抗,需要考虑其他免疫抑制剂,如甲氨蝶呤、硫唑嘌呤、吗替麦考酚酯治疗。生物制剂利妥昔单抗也可作为危重症肌炎患者的治疗选择。②应根据肌炎严重程度进行监测,每 2～4 周定期检测肌力、肌酸激酶和炎症标志物,并进行临床和实验室评估直至症状消退。

三、免疫治疗相关风湿性多肌痛/巨细胞动脉炎

1.临床特征 风湿性多肌痛(PMR)典型症状为上下肢近端肌肉和关节处明显肌痛,晨僵和疲劳明显。体格检查显示肌力正常,仅受疼痛限制而无法过度用力,通常无关节肿胀。一些患者的超声或 MRI 检查可能在近端大关节(肩关节和髋关节)发现存在积液。实验室检查方面,炎症标志物可能正常或升高,类风湿因子和 CCP 通常为阴性,肌酸激酶水平正常。PMR 患者通常在 MRI、肌电图或组织学检查中不能发现肌肉炎症或肌病的证据。巨细胞动脉炎(GCA)的临床症状包括双侧颞部头痛、颞动脉触痛、视觉障碍或下颌歪斜。免疫治疗相关 GCA 的病理表现与传统 GCA 一致。

2.相关检查 患者应接受全面风湿病学检查,包括评估肌力。除非无法明确症状,通常不需要影像学、肌电图检查和肌肉活检。

(1)实验室检查:包括肌酸激酶(评估肌炎的可能)、炎症标志物(ESR 和 CRP)、类风湿因子、CCP 和抗核抗体(与其他

风湿性疾病鉴别)。

（2）如果患者主诉头痛或视觉障碍,建议转诊至眼科,并考虑进行颞动脉活检。

3. 诊断与分级

G1级:肌肉轻度疼痛和僵硬,无虚弱。

G2级:肌肉中度疼痛和僵硬,无力,ADL受限。

G3～G4级:肌肉严重疼痛和僵硬,不存在肌无力,自我护理能力、ADL受限。

4. 鉴别诊断
肌炎不同,有风湿性多肌痛患者主诉为疼痛,一般不存在客观的虚弱,并且肌酸激酶水平正常。诊断时应排除其他引起肌痛的原因,如纤维肌痛、他汀类药物引起的肌病及引起广泛近端关节疼痛的风湿性关节性疾病。建议尽早请风湿科会诊,进行评估及鉴别诊断,尤其要与肌炎鉴别。

5. 分级治疗
ICIs相关PMR/GCA分级治疗方案见表8-3。

表8-3　ICIs相关PMR/GCA分级治疗方案

分级	治疗方案
G1	·继续ICIs治疗 ·如果没有禁忌证,可以根据需要使用对乙酰氨基酚或NSAIDs镇痛
G2	·暂停ICIs治疗 ·口服20mg/d泼尼松或等效剂量其他药物,直至症状改善,在3～4周后逐渐减量,泼尼松≤10mg/d时可恢复ICIs治疗 ·如果4周后症状仍无改善或需更高剂量泼尼松,则升级为G3级管理
G3～G4	·暂停ICIs治疗 ·口服20mg/d泼尼松或等效剂量其他药物,直至症状改善至G2级,在3～4周后逐渐减量 ·如果症状无改善或长时间需要更高剂量泼尼松40mg/d,可以考虑使用DMARDs ·重症患者可考虑入院治疗疼痛

注:应每4周对患者进行评估,直到症状改善,并通过检测炎症标志物来监测治疗反应。

四、ICIs治疗前已存在自身免疫性疾病患者的治疗

对于既往已有自身免疫性疾病的患者，若在使用ICIs之后疾病复发或加重，需要同时给予免疫抑制治疗，严密监测病情，根据临床表现的严重程度和危及生命的风险，决定是否继续ICIs治疗。

五、ICIs治疗重启

G2级炎性关节炎、肌炎及PMR/GCA患者如果症状改善至G1级，使用泼尼松≤10mg/d或等效剂量其他药物，可以重启ICIs治疗。如果≥G3级患者在4～6周治疗后症状仍无改善，需要请风湿科会诊，用生物制剂等更积极的抗炎或免疫抑制治疗，或者症状缓解至G1级且泼尼松≤10mg/d或等效剂量其他药物及停用免疫抑制剂治疗，建议多学科讨论充分衡量风险以及获益后再考虑重启ICIs治疗，此时需考虑调整ICIs的种类和剂量。ICIs治疗重启后需要更加密集地监测频率。

第三节 免疫治疗相关骨关节及肌毒性典型病例

一例irAEs炎性关节炎病例

病例概要

本病例为一例30岁女性患者，既往无风湿免疫病史、肿瘤病史及家族史，因进食哽咽感行食管镜检查，病理提示食管鳞癌，接受白蛋白紫杉醇＋奈达铂＋帕博利珠单抗联合治疗3周期后出现关节肿痛（双膝、双腕、双手多个小关节），晨僵小于半小时，低热（T_{max} 37.6℃），否认口眼干、肌痛、皮疹等。诊断考虑免疫治疗相关性关节炎，G3级，予膝关节腔局部注射复方倍他米松和皮下注射阿达木单抗40mg，2周1次，2次治疗。

治疗后 1 周,患者发热、关节肿痛症状缓解,1 个月后关节肿痛基本消失。复查炎症指标均恢复正常。之后行食管癌根治术,病理示完全缓解。

一、病例资料

患者,女性,30 岁,主诉确诊食管鳞癌 4 个月,发热、关节痛 2 个月余。

2020 年 8 月患者因进食哽咽感行食管镜检查,病理提示食管鳞癌;2020 年 9 月起行食管鳞癌新辅助治疗,方案为白蛋白紫杉醇 + 奈达铂 + 帕博利珠单抗;治疗 3 周期后出现关节肿痛(双膝、双腕、双手多小关节),晨僵小于半小时,低热(T$_{max}$ 37.6℃),否认口眼干、肌痛、皮疹等。

既往史:否认风湿免疫病史、肿瘤病史。

个人史:无特殊。

家族史:无特殊。

查体:双膝关节肿痛,左腕、左手掌指关节(metacarpophalangeal joints,MCP)2~3、右手 MCP1、近侧指间关节(proximal interphalangeal joints,PIP)3~4 压痛(图 8-1)。

辅助检查:ESR 25mm/h、超敏 C 反应蛋白(hsCRP)22mg/L、类风湿因子(RF)、CCP 均阴性。

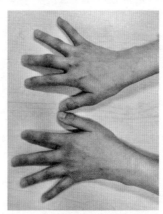

图 8-1　多个掌指关节、近端指间关节和远端指间关节肿痛

二、临床诊断

诊断:①食管鳞癌;②考虑 irAEs 关节炎,G3 级。

三、治疗过程

经查体和辅助检查后,考虑诊断为 irAEs 关节炎 G3 级,多关节炎(膝关节、手关节、腕关节受累),予依托考昔对症治疗。患者症状无明显改善。后续拟行食管癌根治术。患者对应用糖皮质激素及免疫制剂顾虑较大。遂行膝关节腔穿刺,抽取关节液,予局部复方倍他米松治疗;同时予阿达木单抗 40mg 皮下注射,2 周 1 次,2 次治疗。期间行 PET/CT 检查,提示多关节区代谢增高。患者在治疗后 1 周发热和关节肿痛症状缓解,1 个月后关节肿痛基本消失,查炎症指标均恢复正常。随后,患者于胸外科接受食管癌病灶手术治疗,术后病理示完全缓解。术后随访 1 年,复查 PET/CT,病变局部与远处器官均无异常,未再行放化疗,患者病情稳定。

四、病例总结

本病例展示了一例食管鳞癌患者接受新辅助治疗后发生 G3 级 irAEs 炎性关节炎的诊疗过程。患者在 PD-1 抑制剂治疗 3 周期后出现关节肿痛、晨僵和低热等症状,经查体和辅助检查,考虑为 PD-1 抑制剂相关炎性关节炎。患者 irAEs 受累关节的病变程度重,受累关节区数量多,且对应用激素和传统改善病情抗风湿药(DMARDs)有顾虑,为临床治疗带来了挑战。通过局部关节腔穿刺注射糖皮质激素以及生物制剂,快速控制了关节炎病情,irAEs 得到缓解,也为后续的食管癌根治术争取了时间。本病例提示,虽然 irAEs 关节炎临床发生率低,但也可能表现为严重的炎症反应,且血清抗体多为阴性,病情可迅速进展。关节炎患者的体格检查非常重要,有助于疾病诊断。此外,关节的放射学检查和 PET/CT 等影像学检查对于 irAEs 关节炎的诊断和鉴别诊断也有一定辅助作用。

参考文献

[1] 曹雪涛,张烜. 免疫系统与疾病. 2版. 北京:人民卫生出版社,2022.

[2] CAPPELLI LC, GUTIERREZ AK, BINGHAM CO 3rd, et al. Rheumatic and musculoskeletal immune-related adverse events due to immune checkpoint inhibitors: a systematic review of the literature. Arthritis Care Res (Hoboken), 2017, 69(11): 1751-1763.

[3] CAPPELLI LC, BRAHMER JR, FORDE PM, et al. Clinical presentation of immune checkpoint inhibitor-induced inflammatory arthritis differs by immunotherapy regimen. Semin Arthritis Rheum, 2018, 48(3): 553-557.

[4] SUAREZ-ALMAZOR ME, KIM ST, ABDEL-WAHAB N, et al. Review: immune-related adverse events with use of checkpoint inhibitors for immunotherapy of cancer. Arthritis Rheumatol, 2017, 69(4): 687-699.

[5] GHOSH N, TIONGSON MD, STEWART C, et al. Checkpoint inhibitor-associated arthritis: a systematic review of case reports and case series. J Clin Rheumatol, 2021, 27(8): e317-e322.

[6] 马克·恩斯特夫,伊戈尔·普扎诺夫,卡罗琳·罗伯特,等. SITC的免疫疗法毒性管理指南. 张立,赵静,译. 北京:清华大学出版社,2021.

[7] NAIDU MU, RAMANA GV, RANI PU, et al. Chemotherapy-induced and/or radiation therapy-induced oral mucositis-complicating the treatment of cancer. Neoplasia, 2004, 6(5): 423-431.

[8] ABDEL-WAHAB N, SHAH M, LOPEZ-OLIVO MA, et al. Use of immune checkpoint inhibitors in the treatment of patients with cancer and preexisting autoimmune disease: a systematic review. Ann Intern Med, 2018, 168(2): 121-130.

[9] ALBAYDA J, BINGHAM CO, 3RD, SHAH AA, et al. Metastatic joint involvement or inflammatory arthritis? A conundrum with immune checkpoint inhibitor-related adverse events. Rheumatology (Oxford), 2018, 57(4): 760-762.

［10］ KOSTINE M, ROUXEL L, BARNETCHE T, et al. Rheumatic disorders associated with immune checkpoint inhibitors in patients with cancer-clinical aspects and relationship with tumour response: a single-centre prospective cohort study. Ann Rheum Dis, 2018, 77(3): 393-398.

［11］ CALABRESE LH, CALABRESE C, CAPPELLI LC. Rheumatic immune-related adverse events from cancer immunotherapy. Nat Rev Rheumatol, 2018, 14(10): 569-579.

［12］ BELKHIR R, BUREL SL, DUNOGEANT L, et al. Rheumatoid arthritis and polymyalgia rheumatica occurring after immune checkpoint inhibitor treatment. Ann Rheum Dis, 2017, 76(10): 1747-1750.

［13］ BERNIER M, GUILLAUME C, LEON N, et al. Nivolumab causing a polymyalgia rheumatica in a patient with a squamous non-small cell lung cancer. J Immunother, 2017, 40(4): 129-131.

［14］ GAREL B, KRAMKIMEL N, TROUVIN AP, et al. Pembrolizumab-induced polymyalgia rheumatica in two patients with metastatic melanoma. Joint Bone Spine, 2017, 84(2): 233-234.

［15］ NAKAMAGOE K, MORIYAMA T, MARUYAMA H, et al. Polymyalgia rheumatica in a melanoma patient due to nivolumab treatment. J Cancer Res Clin Oncol, 2017, 143(7): 1357-1358.

［16］ GOLDSTEIN BL, GEDMINTAS L, TODD DJ. Drug-associated polymyalgia rheumatica/giant cell arteritis occurring in two patients after treatment with ipilimumab, an antagonist of ctla-4. Arthritis Rheumatol, 2014, 66(3): 768-769.

［17］ MICAILY I, CHERNOFF M. An unknown reaction to pembrolizumab: giant cell arteritis. Ann Oncol, 2017, 28(10): 2621-2622.

［18］ 中国临床肿瘤学会指南工作委员会. 中国临床肿瘤学会（CSCO）免疫检查点抑制剂相关的毒性管理指南 2021. 北京：人民卫生出版社, 2021.

第九章　免疫治疗相关输注反应管理

第一节　免疫治疗相关输注反应概述

一、定义

输注反应（infusion-related reactions，IRRs）是指由输注药物或生物学成分引起的不良反应。

二、发生率及预防

免疫检查点抑制剂（ICIs）相关 IRRs 多数为轻度反应，且不同 ICIs 的 IRRs 发生率存在差异。其中，PD-L1 抑制剂阿维单抗（avelumab）相关 IRRs 报道得最多，接受此类药物治疗的患者中，任何等级 IRRs 发生率为 25%，严重 IRRs 发生率为 0.7%，且 98.6% 的 IRRs 发生于前 4 次输注时，因此，推荐在前 4 次治疗前给予对乙酰氨基酚和抗组胺药物预处理。

除阿维单抗外，其他 ICIs 治疗的 IRRs 发生率 < 10%，严重 IRRs 发生率 < 1%。阿替利珠单抗、度伐利尤单抗、PD-1 抑制剂以及伊匹木单抗单药治疗的任何等级 IRRs 发生率分别为 1.3%、2.2%、< 10% 和 < 1%。

免疫联合其他治疗可能增加 IRRs 的复杂性。在 KEYNOTE-407 研究中，帕博利珠单抗联合化疗组与化疗组的 3～4 级 IRRs 发生率分别为 2.4% 和 0.6%。

建议临床医师参考免疫治疗药物说明书决定是否需要在输注前采取措施预防 IRRs。如果无明确适应证，如既往发生过 IRRs 或同期进行化疗，不推荐在接受 ICIs 治疗前常规使用糖皮质激素进行预防,因为可能会降低免疫治疗的有效性。

第二节　免疫治疗相关输注反应的诊断与分级

一、临床表现

ICIs 相关 IRRs 可能表现出一些固定的症状,如发热、寒战、头疼、恶心、咳嗽、僵硬、瘙痒、高血压、低血压、呼吸困难、胸部不适、皮疹、荨麻疹、血管性水肿、喘息或心动过速,也包括需要紧急处理的过敏性反应。

二、相关检查

对可能发生 ICIs 相关 IRRs 的患者,可进行体格检查、生命体征监测、脉搏血氧仪监测。如果患者出现胸痛或持续性心跳过速,建议进行心电图检查。

三、分级

G1 级:轻微一过性反应。不需要暂停输注或治疗介入。

G2 级:中度较重反应。需要对症治疗或暂停输注,对症治疗后反应迅速;需 24h 以内预防性给药。

G3 级:严重反应。具有延迟性,对症治疗和 / 或暂停输注后反应缓慢;初始处理后症状再发;需要住院处理其他临床后遗症。

G4 级:危及生命;需要住院治疗和根据指南紧急干预。

第三节　免疫治疗相关输注反应的治疗

一、治疗原则

轻微或中度 ICIs 相关 IRRs 需要对症治疗(如静脉输注

生理盐水、苯海拉明、对乙酰氨基酚、非甾体抗炎药或其他镇痛药)、减慢输液速度或暂停输液。对严重的、危及生命的IRRs,推荐参考相关指南迅速处理,暂停治疗,静脉注射糖皮质激素。对发生 G3 级或 G4 级 IRRs 的患者,建议永久停药;对再次发生 IRRs 者,也要考虑永久停药。

二、分级治疗

ICIs 相关 IRRs 分级治疗方案见表 9-1。

表 9-1 ICIs 相关 IRRs 分级治疗方案

分级	治疗方案
G1	·不必中断输液,继续 ICIs 治疗;或暂停输液,待症状消失后,若耐受,恢复输液或下调输液速度 50% ·选用 NSAIDs、抗组胺药物、糖皮质激素等 ·后续治疗考虑增加预处理步骤(如使用对乙酰氨基酚、法莫替丁和苯海拉明)
G2	·考虑暂时中断输注至恢复到 G0~G1 级 ·或下调输注速度 50%(或根据指南迅速处理) ·对症处理(如使用抗组胺药、NSAIDs、阿片类药物、静脉输液等) ·重启输注前 24h 内预处理(使用对乙酰氨基酚或抗组胺药) ·必要时应用糖皮质激素
G3	·永久停用 ICIs ·对症处理(如使用抗组胺药、NSAIDs、阿片类药物、静脉输注生理盐水等) ·考虑抗组胺药和静脉滴注糖皮质激素 ·过敏相关专科会诊 ·住院治疗其他临床后遗症
G4	·永久停用相关 ICIs ·紧急处理 ·ICU 住院治疗 ·考虑使用替代性药物

三、其他治疗

临床医师可以考虑替换为治疗机制类似的药物，或在过敏专科医师的指导下进行脱敏治疗，之后再次使用免疫疗法药物。如果接受 PD-L1 抑制剂标准治疗的患者发生持续性 IRRs，建议考虑后续切换为 PD-1 抑制剂治疗。但目前尚未有使用替代 ICIs 治疗的支持性数据。

第四节　免疫治疗相关输注反应典型病例

一例更换药物成功的免疫治疗相关输注反应病例

病例概要

本病例为 51 岁男性患者，诊断为恶性黑色素瘤，Ⅳ期，伴肺及回肠转移，接受纳武利尤单抗治疗过程中出现严重的输注反应，表现为面部潮红和低血压，随后出现支气管痉挛症状。改用帕博利珠单抗治疗，疗效显著且患者耐受性良好，输注反应消失。

一、病例资料

患者，男性，51 岁，2005 年确诊为左上肢皮肤黑色素瘤，Breslow 浸润深度 2.7mm，Clark 3 级，pT3bN0M0，接受原发灶切除和腋淋巴结完全切除术（未检出阳性淋巴结）后在皮肤科规律随访，未见复发。2018 年 11 月，患者被检查出缺铁性贫血，胃镜及肠镜均未见异常。PET/CT 结果提示肺内存在孤立结节（图 9-1，18mm × 13mm）及小肠壁恶性增

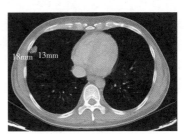

图 9-1　肺内孤立结节

厚。回肠末端穿刺活检病理结果为黑色素瘤,诊断为Ⅳ期黑色素瘤(rpT3bNxM1b),*BRAF V600E* 突变。

二、临床诊断

目前诊断:①黑色素瘤(rpT3bNxM1b,Ⅳ期);②肺继发恶性肿瘤;③回肠继发恶性肿瘤。

三、治疗过程

由于患者的肿瘤负荷低,且血清中乳酸脱氢酶(lactate dehydrogenase,LDH)水平正常,所以自 2019 年 1 月起行纳武利尤单抗 3mg/kg q.2w. 方案治疗。第一周期治疗结束后,患者无特殊反应;第二周期治疗完成后,患者出现面部潮红和低血压症状。为控制症状,立即予患者静脉输注生理盐水治疗,抗组胺药物及类固醇皮质激素治疗,随后转诊至过敏科。因纳武利尤单抗过敏反应检测为阴性(IgE 介导的反应为阴性),建议在纳武利尤单抗使用前,预先予类固醇皮质激素和抗组胺药物干预,以防止之后发生输注反应。

于是,在第三周期纳武利尤单抗治疗开始前,患者先接受了甲泼尼龙和右氯苯那敏治疗。并且,在纳武利尤单抗输注过程中调低输注速率。尽管如此,患者仍然出现了严重的支气管痉挛,需要肾上腺激素治疗。因此,在第四周期停用纳武利尤单抗,开始改用帕博利珠单抗 2mg/kg 方案治疗,同时减缓输注速度,提前使用预防性药物。结果发现,患者对帕博利珠单抗的耐受性良好,未出现输注反应。

5 个周期(纳武利尤单抗 ×3C+ 帕博利珠单抗 ×2C)治疗完成后,CT 评估提示肺结节缩小(18mm×13mm 缩小至 7mm×6mm),肠壁病变缩小,未见其他新发病灶。目前,患者仍被评估部分缓解(PR)。

四、病例总结

本病例展示了一例使用纳武利尤单抗后出现严重输注反

应,改用帕博利珠单抗后输注反应消失的典型案例。输注反应往往发生在单克隆抗体用药期间或开始输注后数小时内。虽然 G3 级、G4 级严重输注反应的发生率并不高（< 2%），但轻度及中度输注反应还是很常见的。90% 的输注反应表现为皮肤黏膜症状，其次是呼吸道症状（40%）、循环系统症状及胃肠道症状（35%）。对于出现轻度和中度输注反应的患者，改善症状后，降低输注速度及预防性用药（皮质醇激素和抗组胺药）往往可以成功克服输注反应再发生。但如果出现真正的过敏反应或 G3 级、G4 级严重输注反应，则不建议继续治疗。因此，确定哪些患者容易出现输注反应，并且平衡临床治疗效果和输注反应复发风险是非常关键的。本案例提示，当使用 PD-1 抑制剂治疗出现严重输注反应时，及时停药并更换其他 PD-1 抑制剂或许是一个有效的选择。

参考文献

[1] SCHNEIDER BJ, NAIDOO J, SANTOMASSO BD, et al. Management of immune-related adverse events in patients treated with immune checkpoint inhibitor therapy: ASCO Guideline Update. J Clin Oncol, 2021, 39(36): 4073-4126.

[2] KELLY K, INFANTE JR, TAYLOR MH, et al. Safety profile of avelumab in patients with advanced solid tumors: A pooled analysis of data from the phase 1 JAVELIN solid tumor and phase 2 JAVELIN Merkel 200 clinical trials. Cancer, 2018, 124(9): 2010-2017.

[3] Prescibing information: Avelumab. 2022. https://www.emdserono. com/us-en/pi/bavencio-pi.pdf.

[4] PUZANOV I, DIAB A, ABDALLAH K, et al. Managing toxicities associated with immune checkpoint inhibitors: consensus recommendations from the Society for Immunotherapy of Cancer (SITC) Toxicity Management Working Group. J Immunother Cancer, 2017, 5(1): 95.

［5］　WEBER JS, KUDCHADKAR RR, YU B, et al. Safety, efficacy, and biomarkers of nivolumab with vaccine in ipilimumab-refractory or - naive melanoma. J Clin Oncol, 2013, 31(34): 4311-4318.

［6］　Network NCC. Management of Immunotherapy-Related Toxicities 2021.

［7］　PAZ-ARES L, LUFT A, VICENTE D, et al. Pembrolizumab plus chemotherapy for squamous non-small-cell lung cancer. N Engl J Med, 2018, 379(21): 2040-2051.

［8］　LUKE JJ, FLAHERTY KT, RIBAS A, et al. Targeted agents and immunotherapies: optimizing outcomes in melanoma. Nat Rev Clin Oncol, 2017, 14(8): 463-482.

第十章 免疫治疗相关神经毒性管理

第一节 免疫治疗相关神经毒性概论

一、定义与分类

免疫检查点抑制剂(ICIs)引起的神经系统不良反应称为 ICIs 相关神经毒性(ICIs-related neurologic toxicities),临床上可表现为无菌性脑膜炎、脑炎、中枢神经系统脱髓鞘疾病(视神经炎、脊髓炎及多发性硬化等)、自身免疫性周围神经病[如吉兰-巴雷综合征(Guillain-Barré syndrome,GBS)]和重症肌无力(myasthenia gravis,MG)等。不同 ICIs 使用后出现 ICIs 相关神经毒性事件的时间间隔可为 1~68 周,平均 4~6 周。

二、发生率及预防

以往认为 ICIs 相关神经毒性的发病率在 1% 左右,但现有研究发现其发病率可能更高。对 59 项临床试验中 9 208 例 ICIs 治疗患者的统计发现:使用 CTLA-4 抑制剂、PD-1 抑制剂后,神经系统 irAEs 的发生率分别为 3.8% 和 6.1%,联合使用者可高达 12%。其中,G3 级及以上的严重 irAEs 占 1.5% 左右。周围神经系统 irAEs 的发生率大约是中枢神经系统的 2 倍,当伴有心脏损害时,致死率非常高。出现神经系统 irAEs 也可同时合并其他系统 irAEs,需要对患者进行全面评估。

在使用 ICIs 前需要综合评估患者既往病史,识别可能发生神经系统 irAEs 的高危人群。既往神经系统自身免疫病,包括多发性硬化、自身免疫性脑炎、免疫介导周围神经病、重症肌无力和炎性肌病等。原有自身免疫疾病控制不佳或需要使用大剂量免疫抑制剂治疗的患者可能并不适合 ICIs 治疗，建议启用 ICIs 前口服醋酸泼尼松的剂量 < 10mg q.d.，必要时请神经专科医师会诊评估。对 ICIs 治疗期间出现的任何神经系统症状和体征（头痛、癫痫、意识障碍、肢体无力或麻木等），都要想到 irAEs 的可能。

第二节　免疫治疗相关神经毒性的诊断与治疗

ICI 相关神经毒性的症状表现多样，临床诊断和治疗要强调多学科协作的重要性。根据受累部位不同，可将 ICIs 相关神经毒性分为无菌性脑膜炎、脑炎、中枢神经系统脱髓鞘等中枢神经系统 irAEs 和自身免疫性周围神经病、重症肌无力等神经肌肉 irAEs。同一患者可能出现上述 irAEs 的重叠，甚至可以合并其他系统 irAEs。神经系统 irAEs 的具体分类可根据受累部位来确定（表 10-1）。

治疗前首先需要对神经系统 irAEs 进行早期识别、诊断及分级。一旦明确诊断，需要暂时或永久停用 ICIs，大多患者需要启用免疫治疗，包括给予口服激素、大剂量冲击激素、非激素类免疫抑制剂（吗替麦考酚酯、他克莫司）、血浆交换和静脉注射免疫球蛋白等，部分患者甚至可使用生物靶向药物，如利妥昔单抗和托珠单抗等。目前对 ICIs 相关神经毒性的诊治和预后尚无循证医学证据。多数患者经免疫治疗后可痊愈，但也有部分患者（尤其 ICIs 相关重症肌无力、自身免疫性脑炎和 GBS）虽给予上述各类治疗，但预后仍较差，甚至死亡。目前尚无证据表明激素使用会降低 ICIs 抗肿瘤作用，但是并不推荐预防性使用激素。在激素和免疫抑制剂治疗 irAEs 时，也需要充分评估激素对于患者的风险获益比，尤其对于糖尿病、股骨头坏死和基础免疫功能低下的患者。

表 10-1 神经科常见症状定位

症状	中枢神经系统		神经根/周围神经	周围神经系统	
	大脑	脊髓		神经肌肉接头	肌肉
意识认知	有	无	无	无	无
脑神经受累症状（上睑下垂，口角歪斜，眼球活动障碍）	有	无	有/无	有/无	无
疼痛	无	有/无	有/无	无	无±肌痛
感觉异常	单侧	平面以下；双侧	根据神经分布或手套/袜子样	无	无
肢体无力	单侧	平面以下，双侧	节段性分布，对称近远端	近端肌、眼外肌、延髓肌，严重时呼吸肌；对称	抬头肌和近端肌，对称
尿便功能障碍	无	有	无	无	无
反射/肌张力	升高	升高	下降	正常	正常
病理征（锥体束征）	有	有	无	无	无

确切的 ICIs 治疗后出现上述神经系统受累的患者均可考虑 ICIs 相关神经毒性,但首先需要排除其他因素,包括原发肿瘤向中枢或外周神经系统进展或其他感染、内分泌代谢、血管性及药物中毒等因素,同时也需要考虑肿瘤所致的副肿瘤综合征、放化疗等非免疫治疗所致的神经系统损害。

对于 G3~G4 级神经系统 irAEs,建议永久停用 ICIs;G2 级 ICIs 相关 GBS 和重症肌无力,因存在较高的死亡率,不建议重启 ICIs 治疗;其他 G1~G2 级及 irAEs,如果临床症状或实验室指标异常快速缓解,则可考虑重启 ICIs 治疗。在治疗过程中需要严密监测发生过的或其他可能新发生的神经系统 irAEs,包括临床症状和实验室指标。对部分肿瘤治疗手段有限的患者,在神经科和肿瘤科医师多学科指导及与患者充分沟通 irAEs 复发风险后,也可考虑重启 ICIs 治疗。

一、中枢神经系统 irAEs

1.临床表现 最常见的症状包括头痛、脑膜刺激征和脑病症状。无菌性脑膜炎可出现头痛、恶心、呕吐、脑膜刺激征和颅内压升高等,偶有患者会出现发热。脑炎患者可出现癫痫、意识障碍、精神行为异常和小脑共济失调等症状。中枢神经系统脱髓鞘疾病包括急性播散性脑脊髓炎(acute disseminated encephalomyelitis,ADEM)、多发性硬化(multiple sclerosis,MS)、视神经炎、横贯性激素炎及视神经脊髓炎(neuromyelitis optica,NMO)等。患者因受累部位的不同而出现肢体无力、感觉障碍、尿便功能障碍、腱反射亢进或锥体束征阳性等不同定位症状。

对中枢受累的患者需要明确是否存在脑膜刺激征,评估意识水平、认知功能(语言、记忆、执行能力)、行为活动和感觉运动功能,以判断脑膜及脑实质受累情况。

2.实验室和辅助检查

(1)眼科或神经科评估:包括瞳孔对光反射、视力、眼底、视野和光学相干断层扫描(optical coherence tomography,OCT)。

（2）外周血：血常规、血生化、C反应蛋白（CRP）、红细胞沉降率（ESR）、甲状腺功能、细胞因子（IL-6、IL-1β、TNF-α等）；自身免疫抗体（甲状腺自身抗体、ENA抗体谱、ANCA、dsDNA等），除外内分泌及自身免疫相关中枢损害；血清副肿瘤抗体，除外副肿瘤综合征；自身免疫性脑炎抗体谱（自身免疫性脑炎）；GQ1b抗体，除外Bickerstaff脑炎；血清皮质醇和促肾上腺皮质激素（ACTH）水平除外肾上腺皮质功能不全；叶酸、维生素 B_{12} 及同型半胱氨酸除外代谢相关病变；血AQP4、MOG及GFAP等脱髓鞘相关抗体。

（3）腰椎穿刺：脑脊液压力、常规和生化（吉兰-巴雷综合征时可存在蛋白细胞分离）、病原学［细菌真菌培养和病毒聚合酶链反应（polymerase chain reaction，PCR）或mNGS，尤其除外JC病毒（John Cunningham virus，JCV）感染所致进行性多灶性白质脑病（progressive multifocal leukoencephalopathy，PML）］及细胞学检查，以除外感染、恶性肿瘤脑膜转移；血脑脊液（cerebrospinal fluid，CSF）寡克隆带；CSF自身免疫性脑炎抗体谱、脱髓鞘相关抗体等。

（4）B超：膀胱残余尿评估是否存在尿潴留。

（5）脑电图：评估脑功能状态及是否存在亚临床癫痫。

（6）影像学：头颅MRI平扫及增强，特别注意是否存在鞍区和垂体区域增强病灶；是否存在T2及Flair相信号异常；脊髓MRI平扫及增强明确是否存在脊髓病变。

（7）病理学：鉴别困难时，可考虑行穿刺或开颅脑活检。

3. 治疗

（1）ICIs相关无菌性脑膜炎分级治疗方案见表10-2。

表10-2　ICIs相关无菌性脑膜炎分级治疗方案

分级	临床表现	推荐治疗方案	其他
G1	不影响生活功能	·停用ICIs ·醋酸泼尼松0.5～1mg/kg，口服	考虑静脉输注阿昔洛韦直至获得病原体聚合酶链反应（PCR）结果报告

分级	临床表现	推荐治疗方案	其他
G2	脑神经受累;症状轻度影响生活功能	·停用 ICIs ·醋酸泼尼松 0.5～1mg/kg,口服	考虑静脉输注阿昔洛韦直至获得病原体聚合酶链反应(PCR)结果报告
G3～G4	生活不能自理	·永久停用 ICIs ·住院治疗 ·甲泼尼龙 2～4mg/kg,静脉注射	

（2）ICIs 相关脑炎分级治疗方案见表 10-3。

表 10-3　ICIs 相关脑炎分级治疗方案

分级	临床表现	I级推荐治疗方案	其他
G1	不影响生活功能	·停用 ICIs ·醋酸泼尼松 0.5～1mg/kg,口服	除外病毒感染前,予阿昔洛韦或更昔洛韦抗病毒治疗
G2	脑神经受累症状轻中度影响生活功能	·永久停用 ICIs ·醋酸泼尼松 1～2mg/kg 体重,口服;根据病情调整剂量	
G3	生活不能自理;症状持续进展;CSF 寡克隆带阳性	·永久停用 ICIs ·住院治疗 ·大剂量激素冲击治疗(甲泼尼龙 500～1000mg/d × 5d),同时予静脉注射免疫球蛋白 0.4g/kg × 5d 或血浆置换 ·自身免疫性脑炎抗体阳性,上述治疗效果不佳时可考虑利妥昔单抗治疗(每周 375mg/m^2 × 4 次 或 每 2 周 500mg/m^2 × 2 次)	
G4	危及生命		

（3）ICIs 相关中枢神经系统脱髓鞘分级治疗方案见表 10-4。

表 10-4　ICIs 相关中枢神经系统脱髓鞘分级治疗方案

分级	临床表现	推荐治疗方案	其他
G1	无症状或症状轻微；仅实验室或辅助检查异常	·若症状加重,停用 ICIs	对疼痛患者可予加巴喷丁、普瑞巴林或度洛西汀对症治疗
G2	症状中度影响生活功能	·停用 ICIs ·醋酸泼尼松 0.5～1mg/kg,口服;1 个月内减量	
G3	生活不能自理;显著临床症状	·永久停用 ICIs ·静脉激素冲击治疗,甲泼尼龙 500～1 000mg q.d.×3～5d ·若症状无改善,可考虑予血浆置换或静脉注射免疫球蛋白	
G4	危及生命	·治疗方案同 G3 级,进 ICU	

二、神经肌肉 irAEs

1. 临床表现　ICIs 相关神经肌肉 irAEs 主要包括重症肌无力和自身免疫性周围神经病和肌炎,表现为肢体无力或麻木,可伴有自主神经系统的症状。神经肌肉 irAEs 的一大特点是可以周围神经、肌接头和肌肉同时受累,部分患者同时伴有心肌受累,致死率高,需要特别注意。

自身免疫性周围神经病:可出现对称性或非对称性感觉运动症状,如肢体无力、麻木或疼痛;同时可有眼外肌、面肌、延髓肌等脑神经或呼吸肌受累。部分患者可出现自主神经功能障碍,表现为心律不齐、体位性低血压、尿便功能障碍或麻痹性肠梗阻;往往存在腱反射减弱。

重症肌无力:表现为进行性或波动性无力,症状可累及肢体近端肌、眼外肌和延髓肌等,出现行走困难、上睑下垂、复视、吞咽困难和言语含糊等症状,严重者可累及呼吸肌,引起2型呼吸衰竭。

对出现肢体无力或麻木的患者,需要明确无力或麻木的分布范围,是否存在自主神经功能异常(出汗、体位性低血压、尿便功能和性功能障碍及麻痹型肠梗阻)等。出现周围神经系统 irAEs 时,大部分患者可同时累及心脏和骨骼肌,临床表现为炎性肌病、心脏传导异常和心肌炎,因此需要同时进行心脏、骨骼肌评估。

2.实验室和辅助检查

(1)外周血:查血常规、血生化、CRP、ESR;细胞因子(IL-6、IL-1β、TNF-α 等)、肌酸激酶、心肌酶谱(CK、CK-MB 和 LDH)和心脏标志物(TnT、pro-BNP),明确是否同时存在骨骼肌、心肌受累;查血糖、糖化血红蛋白,除外糖尿病性周围神经病;查叶酸、维生素及同型半胱氨酸水平,甲状腺功能,甲状腺自身抗体等,除外代谢内分泌相关周围神经病;查免疫固定电泳和游离轻链,除外副蛋白相关周围神经病;查自身免疫抗体(甲状腺自身抗体、ANA 抗体、ENA 抗体谱、ANCA、dsDNA 等),除外血管炎相关周围神经病;查副肿瘤抗体,除外副肿瘤性神经肌肉病变;查神经节苷脂抗体、结旁抗体(NF155、NF186、Caspr1、CNTN1 抗体)和髓鞘相关糖蛋白(myelin-associated glycoprotein,MAG)抗体等;查重症肌无力致病性抗体[乙酰胆碱受体(acetylcholine receptor,AChR)抗体、MuSK 抗体及LRP4 抗体,抗体阴性不能除外 MG];查肌炎相关抗体谱,除外炎性肌病。

(2)腰椎穿刺:脑脊液压力、常规和生化、病原学(细菌真菌培养、病毒 PCR,必要时 mNGS)及细胞学检查,除外感染、恶性肿瘤脑膜转移。与经典 GBS 的细胞蛋白分离不同,ICIs 所致 GBS 往往 CSF 细胞数及蛋白同时升高。

（3）神经传导速度和针级肌电图：明确病变部位为周围神经、肌接头和／或肌肉，周围神经病变受累神经分布，为脱髓鞘还是轴索损害，是否合并肌肉、肌接头病变。

（4）血气分析和肺功能：评估呼吸系统及呼吸肌受累情况。

（5）心电图、心脏超声及心脏 MRI：明确是否存在心脏损害，包括结构和传导异常。

（6）影像学：臂丛和腰骶丛 MRI 评估神经根受累情况及是否存在局灶性病变；必要时行头颅和脊髓 MRI，除外中枢病变；MG 患者行胸腺 CT 明确是否有新发或复发胸腺肿瘤。

3. 治疗

（1）ICIs 相关自身免疫性周围神经病分级治疗方案见表10-5。

表10-5　ICIs 相关自身免疫性周围神经病分级治疗方案

分级	临床表现	Ⅰ级推荐治疗方案	其他
G1	不影响日常生活功能；无疼痛（发生 GBS 即 G2 级以上）	·停用 ICIs（发生 GBS，则永久停用） ·观察是否存在肢体无力、感觉异常、共济失调及自主神经症状	监测自主神经功能受累情况：心率、心律、立卧位血压等；疼痛患者可予加巴喷丁、普瑞巴林或度洛西汀对症治疗；便秘及麻痹性肠梗阻患者予对症处理
G2	脑神经受累；部分影响生活功能	·停用 ICIs（发生 GBS 则永久停用） ·神经科会诊；发生 GBS 则住院治疗 ·醋酸泼尼松 0.5～1mg/kg，口服 ·若症状进展，甲泼尼龙 2～4mg/kg，静脉注射，症状≤G2 级后逐渐减量	

分级	临床表现	I 级推荐治疗方案	其他
G3～G4	肢体无力影响正常行走；面肌或延髓肌无力、吞咽困难；病情进展迅速；生活不能自理；累及呼吸肌，呼吸衰竭	·永久停用 ICIs；住院,呼吸衰竭患者入 ICU 治疗 ·神经专科医师会诊或神经科住院 ·神经专科医师生会诊或神经科住院 ·肺功能和血气分析评估呼吸肌受累情况 ·静脉注射免疫球蛋白 0.4g/(kg·d)×5d 或血浆置换，同时予大剂量激素冲击 500～1 000mg/d×5d,后逐渐减量	监测自主神经功能受累情况：心率、心律、立卧位血压等；疼痛患者可予加巴喷丁、普瑞巴林或度洛西汀对症治疗；便秘及麻痹性肠梗阻患者予对症处理

（2）ICIs 相关重症肌无力分级治疗方案见表 10-6。

表 10-6　ICIs 相关重症肌无力分级治疗方案

分级	临床表现	推荐治疗方案	其他
G1	MG 无 G1 分级		避免使用影响神经肌肉接头传递药物,如静脉注射镁剂、氨基糖苷类和喹诺酮类抗生素等
G2	眼肌型 MG（MGFA1型）;轻度全身型 MG（MGFA2 型）	·永久停用 ICIs ·住院 ·根据症状溴吡斯的明逐渐加量,30～120mg t.i.d.	

分级	临床表现	推荐治疗方案	其他
G2	眼肌型 MG（MGFA1 型）；轻度全身型 MG（MGFA2 型）	·可予小剂量醋酸泼尼松口服，20mg/d，每 3～5d 增加 5mg，至目标剂量 1mg/(kg·d)（不超过 100mg/d），症状缓解后逐渐减量（加用激素 1 周内可能会加重肌无力症状）	避免使用影响神经肌肉接头传递药物，如静脉注射镁剂、氨基糖苷类和喹诺酮类抗生素等
G3	中重度全身型 MG，肢体无力导致行走困难，出现吞咽困难、构音障碍（MGFA3 型）	·永久停用 ICIs ·住院，呼吸衰竭患者入 ICU 治疗 ·神经专科医师会诊或神经科住院 ·肺功能和血气分析评估呼吸肌受累情况 ·根据患者症状情况选择递增法或递减法加用激素 ·静脉注射免疫球蛋白（IVIG）0.4g/(kg·d) × 5d 或血浆置换	
G4	吞咽困难者需鼻饲进食，累及呼吸肌，甚至出现危象（MGFA4 型）	·症状严重且 IVIG 或 PE 治疗无效者可考虑加用利妥昔单抗（每周 375mg/m^2 × 4 次或每 2 周 500mg/m^2 × 2 次）	

第三节　免疫治疗相关神经毒性典型病例

一例 ICIs 相关重症肌无力病例

病例概要

本病例为一例 67 岁男性患者,既往有胸腺瘤和全身型重症肌无力病史,因肺腺癌肺内转移无法手术切除,PD-L122C3 阳性,接受信迪利单抗免疫治疗。第 2 周期治疗后 4d 出现 ICIs 相关骨骼肌、心肌毒性及重症肌无力,经大剂量激素冲击和 IVIG 治疗,重症肌无力症状仍持续进展并出现肌无力危象;后经过多轮丙种球蛋白、血浆置换及激素等治疗,4 个月后呼吸无力改善,出院。

一、病例资料

患者,男性,67 岁,因"四肢无力、呼吸困难 3 个月"入院。

2019 年 3 月患者肺部 CT 提示肺腺癌进展,既往病理提示 50% 肿瘤细胞 PDL1 22C3 阳性,2019 年 3 月 21 日及 2019 年 4 月 11 日分别予信迪利单抗(PD-1 抑制剂)2 个周期治疗。4 月 15 日患者出现全身肌肉酸痛、四肢无力及胸闷、气喘,至 ×× 医院急诊科就诊。血气分析正常;CK 11 919U/L(正常参考值:50~310U/L),LDH 1 145U/L(正常参考值:125~225U/L),TnT 0.916ng/mL(正常参考值:0.013~0.025ng/mL),肌红蛋白 > 3 000ng/mL(正常参考值:28~72ng/mL), 氨基末端脑钠肽前体(N-terminal pro-brain natriuretic peptide,NT-pro-BNP)1 174pg/mL(正常参考值: < 300pg/mL);心电图提示完全性右束支传导阻滞,三度房室传导阻滞,ST-T 改变。

既往史:2005 年出现左眼上睑下垂,诊断和用药不详,自行缓解;2016 年出现构音障碍、吞咽困难,入院行胸腺瘤(AB 型)及左肺上叶腺癌根治术,经激素治疗后,吞咽困难症状缓解。2017 年因咳嗽、咯血发现肺腺癌复发行化疗,影像学检查示病情稳定。

个人史:无特殊。

家族史:无特殊。

二、临床诊断

诊断:①肺腺癌免疫治疗后;② ICIs 相关重症肌无力、炎性肌病和心肌毒性。

三、治疗经过

2019 年 4 月 22 日于××入医院诊治,予甲泼尼龙(160mg q.d.)免疫治疗,同时予异丙肾上腺素维持心率,并安装心脏临时起搏器。免疫治疗期间,患者出现吞咽困难及呼吸费力,查 AChR 抗体 8.92nmol/L,加用溴吡斯的明 120mg t.i.d. 后仍有加重。

2019 年 4 月 26 日予气管插管、呼吸机辅助通气,甲泼尼龙 500mg q.d.×5d 和 IVIG 25g q.d.×5d 治疗。

2021 年 4 月 30 日行气管切开,继予甲泼尼龙 240mg q.d.×4d,120mg q.d.×5d 逐渐减量。

2021 年 5 月 28 日和 30 日行血浆置换治疗,患者肌肉酸痛无力症状有好转,复查 AChR 抗体及 CK 在正常范围,但 1 个月内仍无法脱机。

2021 年 7 月 1 日于××医院神经内科入院治疗。入院查体:神清,气管切开,呼吸机辅助呼吸,双眼无明显上睑下垂,眼球活动可,闭目、闭唇肌力 4 级,抬头肌力 1 级,双上肢肌力 4 级,双下肢肌力 4 级,腱反射正常。CK 42U/L(正常参考值:50～310U/L),LDH 226U/L(正常参考值:125～225U/L),TnT 0.385ng/mL(正常参考值:0.013～0.025ng/mL),肌红蛋白 25.05ng/mL(正常参考值:28～72ng/mL),NT-proBNP 179pg/mL(正常参考值:＜300pg/mL)。肺 CT 提示左上肺术后改变,右肺散在结节灶,肺内转移。心电图正常。经 IVIG 27.5g×5d、甲泼尼龙 40mg q.d. 免疫治疗及呼吸训练,1.5 个月后患者顺利脱机出院。

四、临床诊断

诊断：①肺腺癌免疫治疗后；② ICIs 相关重症肌无力、炎性肌病和心肌毒性。

五、病例总结

本病例分析描述了一例既往有胸腺瘤和 MG 病史的肺腺癌患者经 PD-1 抑制剂治疗后发生 G3 级免疫治疗相关骨骼肌和心脏毒性及重症肌无力的诊疗过程。需要注意的是：①对于既往有 MG 病史的患者，在使用 ICIs 治疗前应充分评估 MG 病情，监测 AChR 抗体滴度，必要时请神经科会诊；② ICIs 相关神经肌肉损害往往重叠出现，可同时累及骨骼肌、心肌和神经肌接头（重症肌无力），病情严重，进展迅速，易危及生命；③对神经肌肉相关 irAEs 的早期识别和诊治至关重要，部分病例即使早期干预，病情仍会持续进展，心脏传导异常和呼吸肌受累往往是患者的致死性因素，因此需要神经科和肿瘤科医师早期多学科评估和诊治。

参考文献

［1］ CUZZUBBO S, JAVERI F, TISSIER M, et al. Neurological adverse events associated with immune checkpoint inhibitors: Review of the literature. Eur J Cancer, 2017, 73: 1-8.

［2］ REYNOLDS KL, GUIDON AC. Diagnosis and management of immune checkpoint inhibitor-associated neurologic toxicity: illustrative case and review of the literature. Oncologist, 2019, 24(4): 435-443.

［3］ DUBEY D, DAVID WS, REYNOLDS KL, et al. Severe neurological toxicity of immune checkpoint inhibitors: growing spectrum. Ann Neurol, 2020, 87(5): 659-669.

［4］ MÖHN N, BEUTEL G, GUTZMER R, et al. Neurological immune

related adverse events associated with nivolumab, ipilimumab, and pembrolizumab therapy-review of the literature and future outlook. J Clin Med, 2019, 8(11): 1777.

[5] WANG DY, SALEM JE, COHEN JV, et al. Fatal toxic effects associated with immune checkpoint inhibitors: a systematic review and meta-analysis. JAMA Oncol, 2018, 4(12): 1721-1728.

[6] REYNOLDS KL, GUIDON AC. Diagnosis and management of immune checkpoint inhibitor-associated neurologic toxicity: illustrative case and review of the literature. Oncologist, 2019, 24(4): 435-443.

[7] TOUAT M, TALMASOV D, RICARD D, et al. Neurological toxicities associated with immune-checkpoint inhibitors. Curr Opin Neurol, 2017, 30(6): 659-668.

[8] SCHNEIDER BJ, NAIDOO J, SANTOMASSO BD, et al. Management of immune-related adverse events in patients treated with immune checkpoint inhibitor therapy: ASCO Guideline update. J Clin Oncol, 2021, 39(36): 4073-4126.

[9] 中国临床肿瘤协会指南工作委员会. 中国临床肿瘤协会(CSCO)免疫检查点抑制剂相关的毒性管理指南 2021. 北京: 人民卫生出版社, 2021

[10] THOMPSON JA, SCHNEIDER BJ, BRAHMER J, et al. Management of immunotherapy-related toxicities, Version 1.2019. J Natl Compr Canc Netw, 2019, 17(3): 255-289.

第十一章　免疫治疗相关血液毒性管理

第一节　免疫治疗相关血液毒性概述

免疫检查点抑制剂（ICIs）引起的血液免疫相关不良反应（hematological irAEs，hem-irAEs）相对罕见。一项荟萃分析表明，ICIs 相关血液毒性常见临床表现及其发生率分别为：贫血 9.8%，血小板减少症 2.8%，中性粒细胞减少症 0.94%，远低于化疗导致的血液毒性。绝大多数 ICIs 相关血液毒性临床表现为单系血细胞减少，但也可出现两系血细胞减少及全血细胞减少，其他少见临床表现包括获得性血友病、嗜酸细胞增多症和噬血细胞性淋巴组织细胞增生症。由于影响血常规指标的因素众多，如肿瘤及其并发症、感染和其他抗肿瘤治疗（如化疗、放疗）都可引起不同程度的血细胞减少，因此在诊断 hem-irAEs 时应排除这些因素，这也是确诊 hem-irAEs 的难点。

虽然 ICIs 相关血液毒性发生率较低，但是往往较为严重，需要临床干预。在一项观察性研究中，G4 级或以上的血液毒性超过 70%。G2 级以上血液毒性持续中位时间在 4 周左右。ICIs 相关血液毒性处理不当可能会导致患者死亡，因此需要引起足够重视。

初次使用 PD-1 抑制剂或 PD-L1 抑制剂到发生血液毒性的中位发生时间为 10 周（范围：0.9～198 周），即常发生在 2～3 个疗程 ICIs 治疗后，与其他系统 irAEs 发生时间类似。CTLA-4 抑制剂伊匹木单抗单药或联用 PD-1/PD-L1 抑制剂发生血液毒性时间早于单用 PD-1/PD-L1 抑制剂（中位 23d *vs.* 中位 47d）。这也是鉴别化疗与 ICIs 引起的血液毒性的重要因素。

出现血液毒性时,需要暂时中断 ICIs 治疗。在血液毒性缓解之后,是否可恢复 ICIs 治疗目前尚无定论。一项研究提示,在血常规改善后,重新应用 ICIs,仍有 40% 的患者会重复出现血液毒性。因此需要视 ICIs 对原发病的疗效、有无替代治疗方案、血液毒性严重程度及可控情况而定,且必须密切监测及随访。

第二节 免疫治疗相关血液毒性的诊断与治疗

一、免疫治疗相关自身免疫性溶血性贫血

自身免疫性溶血性贫血(autoimmune hemolytic anemia, AIHA)是一种获得性免疫性疾病。由于机体血液中出现抗自身红细胞膜的免疫抗体,使红细胞被破坏,产生溶血性贫血。

1. **临床特征** ICIs 引起的 AIHA 程度往往较重。有研究发现,G3~G4 级以上 AIHA 占 80%,几乎所有患者都需要输血支持。在予以 ICIs 治疗后,发生 AIHA 的中位时间约为 50d,少数患者可延迟起病,最长案例可在输注后半年出现。部分患者可伴有免疫性血小板减少症(Evans 综合征)、内分泌系统毒性(如甲状腺炎、肾上腺皮质功能不全、垂体炎)、消化道毒性(结肠炎、肝炎),并出现相应临床表现。

2. **实验室检查** 建议行血常规、网织红细胞计数、凝血功能、尿常规、尿 Rous 试验、外周血涂片、血清乳酸脱氢酶(LDH)、直接和间接胆红素、叶酸、维生素 B_{12}、铁蛋白、血清铁、血浆游离血红蛋白、珠蛋白、直接 Coombs 试验及分型、抗核抗体谱、巨细胞病毒(cytomegalovirus, CMV)-DNA、EB 病毒(Epstein-Barr virus, EBV)-DNA、乙型肝炎五项(包括乙型肝炎表面抗原、乙型肝炎表面抗体、乙型肝炎 e 抗原、乙型肝炎 e 抗体、乙型肝炎核心抗体)、抗 HCV、HIV-Ab、支原体 -IgM 检

测,必要时完善血清蛋白电泳、血清免疫固定电泳、冷凝集素试验、阵发性夜间血红蛋白尿筛查。

3. 诊断与分级

（1）诊断与鉴别诊断：直接 Coombs 试验阳性是诊断 AIHA 的必要条件。绝大多数患者为温抗体型 AIHA，少数患者也可以出现冷抗体型 AIHA。贫血在肿瘤患者中并不少见，可能由多种因素导致，如化疗后骨髓抑制、肿瘤累及骨髓、慢性炎症性贫血等。ICIs 相关 AIHA 较为罕见，需要先排除其他因素，如药物、感染等。骨髓穿刺并不是必需的，除非为了鉴别骨髓增生异常综合征、肿瘤骨髓转移或纯红细胞再生障碍性贫血。

（2）分级

G1 级：HGB 100g/L 至正常下限。

G2 级：HGB 80～100g/L。

G3 级：HGB ＜ 80g/L，考虑输血。

G4 级：危及生命，需要紧急治疗。

4. 治疗

对于 G1AIHA，可密切观察（2 次 / 周血常规）；当 G2 级以上 AIHA 或 HGB 下降超过 20g/L 时，需要启动治疗。治疗方案如下：

（1）停用 ICIs。

（2）糖皮质激素：1～2mg/（kg·d）泼尼松，足量使用 2～4 周后开始减量。使用激素总疗程 3 个月，有效率为 60%。部分患者在过早减量或停药后复发，重新加用激素仍然有效。

（3）对激素反应不佳者，可加用利妥昔单抗。

二、免疫治疗相关免疫性血小板减少症

免疫性血小板减少症（immune thrombocytopenia，ITP）是一种获得性血小板减少症，由抗血小板抗原的自身抗体导致。ITP 是第二常见的 hem-irAEs。ITP 的临床表现与感染、肿瘤进展、药物等其他原因引起的血小板减少症类似，没有特异性实验室指标，这给诊断 ICIs 相关 ITP 造成一定难度。

1. 临床特征　绝大部分患者仅表现为实验室检测到的血小板计数减少,无临床症状。约 20% 的患者有出血表现。出现 ITP 的中位时间为 ICIs 治疗后的第 41 天(范围:14～321d),70% 以上为 G4 级或以上血小板减少,中位血小板计数为 5×10^9/L。

2. 实验室检查　建议完善血常规、血涂片、网织红细胞计数、肝肾功能、凝血功能、血清蛋白电泳、免疫球蛋白三项(包括 IgG、IgA、IgM)、补体、甲状腺功能、抗核抗体谱、狼疮抗凝物、抗磷脂抗体谱、乙型肝炎五项、抗 HCV、HIV-Ab、幽门螺杆菌检测,必要时进行骨髓涂片 + 活检。

3. 诊断与分级

(1)诊断与鉴别诊断:在肿瘤患者中,其他原因引起的血小板减少症很常见。确诊 ICIs 相关 ITP 需要排除其他病因。虽然骨髓涂片并不是原发性 ITP 的必需检查项目,但对于 ICIs 相关 ITP 而言,推荐进行骨髓形态学检查以鉴别血小板生成不足或外周破坏增多。大多数 ITP 表现为骨髓巨核数量增加伴有成熟障碍。感染性血小板减少症也是需要鉴别的重要因素,相关检查项目包括 EBV、CMV、微小病毒 B19、丙型肝炎病毒及 HIV。

(2)分级

G1 级:血小板(platelet,PLT)在 75×10^9/L 至正常下限。

G2 级:PLT 在 $(50～75) \times 10^9$/L。

G3 级:PLT 在 $(25～50) \times 10^9$/L。

G4 级:PLT $< 25 \times 10^9$/L。

4. 治疗　与原发性 ITP 治疗原则一致,ICIs 相关 ITP 的治疗方案取决于出血风险,而不仅是血小板绝对数。PLT $< 30 \times 10^9$/L 或伴有出血表现时需启动 ITP 治疗,包括:

(1)停用 ICIs。

(2)糖皮质激素:1～2mg/(kg·d)泼尼松足量应用 3～4 周,出血高风险患者可联用免疫球蛋白,有效率约为 80%,激素治疗有效者可在 3～4 周后减量,在 3 个月内减停。

（3）激素无效者,可考虑使用血小板生成素（thrombopoietin,TPO）受体激动剂或利妥昔单抗。

三、免疫治疗相关中性粒细胞减少症

中性粒细胞减少症是一种罕见的 irAEs,目前仅有 9 例文献报道,多由 CTLA-4 抑制剂引起,也可由 PD-1 抑制剂引起。

1. 临床特征　中性粒细胞减少症出现的中位时间在使用 ICIs 第 3 疗程后,目前所有个案报道的中性粒细胞减少程度均在 G3～G4 级,中位中性粒细胞计数为 $0.18 \times 10^9/L$。20%～30% 的患者可合并其他 irAEs,如皮疹、消化道毒性及其他血液毒性。感染是中性粒细胞减少症的常见并发症,约 60% 的患者会出现中性粒细胞缺乏伴发热。

2. 实验室检查　建议完善血常规、血涂片、叶酸、维生素 B_{12} 检查,必要时可检测 CMV-DNA、EBV-DNA、HIV-Ab 以及进行骨髓涂片 + 活检。

3. 诊断与分级

（1）诊断与鉴别诊断:主要依据病史排除合并用药、病毒感染、化疗后骨髓抑制等所致中性粒细胞减少。其中药物因素排查困难较大。

（2）分级

G1 级:NEU $1.5 \times 10^9/L$～正常下限。

G2 级:NEU $(1～1.5) \times 10^9/L$。

G3 级:NEU $(0.5～1) \times 10^9/L$。

G4 级:NEU $< 0.5 \times 10^9/L$。

4. 中性粒细胞减少症治疗　G1～G2 级的中性粒细胞减少症可密切观察（血常规 2 次 / 周）,对于 G3 级以上中性粒细胞减少症需启动治疗,包括:

（1）停用 ICIs。

（2）粒细胞集落刺激因子（granulocyte colony stimulating factor,G-CSF）300μg q.d. s.c,使用 2 周左右起效（降至 G2 级以下）,有效率约为 60%。

四、免疫治疗相关再生障碍性贫血

再生障碍性贫血(aplastic anemia, AA)是指与骨髓增生减少/再生障碍有关的全血细胞减少,最常见原因为多能造血干细胞(hematopoietic stem cell, HSC)免疫损伤。

1. 临床特征 AA出现的中位时间在使用ICIs的10周后。ICIs相关AA治疗有效率低,预后差,死亡率高,仅有20%患者最终能够获得缓解,绝大多数患者仍需要频繁输血。纯红细胞再生障碍性贫血有效率略高,约为30%。

2. 实验室检查 建议完善血常规、血涂片、网织红细胞计数、肝肾功能、血乳酸脱氢酶、叶酸、维生素B_{12}、铁蛋白、阵发性夜间血红蛋白尿克隆、抗核抗体谱、CMV-DNA、EBV-DNA、人疱疹病毒6型(human herpes virus 6, HHV6)、乙型肝炎五项、丙型肝炎抗体、微小病毒B19-IgM检查,血清蛋白电泳、血免疫固定电泳,胸腹盆CT平扫,两个不同部位(髂后+胸骨)骨髓涂片+活检以及$CD34^+$细胞计数、染色体核型分析、骨髓增生异常综合征(myelodysplastic syndromes, MDS)-DNA测序。

3. 诊断与分级

(1)诊断与鉴别诊断:骨髓检查对于评估增生情况及鉴别由肿瘤累及骨髓引起的全血细胞减少至关重要。ICIs相关AA与普通AA的骨髓表现一致,均为增生减少,巨核细胞往往缺如,没有病态造血表现。诊断ICIs相关AA需要与免疫性全血细胞减少相鉴别(后者往往伴有抗核抗体阳性,骨髓增生活跃),同时需要排除药物、辐射、毒素、病毒感染等导致的AA。

(2)分级:骨髓增生程度<正常25%。

G1级:NEU > 0.5×10^9/L,PLT > 20×10^9/L,网织红细胞(reticulocyte, Ret) > 20×10^9/L。

G2级:NEU $0.2 \sim 0.5 \times 10^9$/L,PLT < 20×10^9/L,Ret < 20×10^9/L。

G3～G4级:NEU < 0.2×10^9/L,PLT < 20×10^9/L,Ret < 20×10^9/L。

4. 治疗

（1）停用 ICIs。

（2）支持治疗：包括输注辐照血制品、G-CSF、促血小板生成素受体激动剂（thrombopoietin-receptor agonist，TPO-RA）和预防感染措施。

（3）糖皮质激素：1mg/（kg·d）泼尼松，2 周。

（4）使用激素 2 周无效者，可考虑使用环孢素 A（cyclosporin A，CsA）[3～5mg/（kg·d）]+ 司坦唑醇（2mg t.i.d. 口服）。

五、免疫治疗相关噬血细胞性淋巴组织细胞增生症

噬血细胞性淋巴组织细胞增生症（hemophagocytic lymphohistiocytosis，HLH）是一种危及生命的侵袭性免疫过度活化综合征，是一种罕见但致死率高的 hem-irAEs。

1. 临床特征 HLH 临床表现并无特异，与感染及肿瘤进展有许多重叠之处。一项 25 例 ICIs 相关 HLH 的荟萃分析显示，CTLA-4 抑制剂较 PD1/PD-L1 抑制剂更容易发生 HLH。与其他血液毒性不同的是，HLH 往往出现较早，中位出现时间在使用 ICIs 后 26d。

2. 实验室检查 建议完善血常规、血涂片、肝肾功能、血乳酸脱氢酶、血脂、凝血功能、铁蛋白、EBV-DNA、CMV-DNA、T 细胞亚群、腹部 B 超、细胞因子、可溶性 CD25、NK 细胞活性检查，有中枢神经系统症状时需要进行腰椎穿刺做脑脊液检查。

3. 诊断与鉴别诊断 诊断 HLH 需要结合相关临床表现和炎症标志物（如铁蛋白、sCD25 和 / 或 CXCL9）水平。目前 ICIs 相关 HLH 的诊断需满足以下 9 项中的 5 项（HLH-2004 试验使用的诊断标准）：①发热（体温 ≥ 38.5℃）；②脾大；③外周血细胞减少，并至少有以下两项：血红蛋白 < 9g/dL、血小板 < 100×10^9/L、中性粒细胞绝对计数 < 1×10^9/L；④高甘油三酯血症（空腹甘油三酯 > 265mg/dL）和 / 或低纤维蛋白原血症（纤维蛋白原 < 150mg/dL）；⑤骨髓、脾脏、淋巴结或肝脏中有噬血现象；⑥NK 细胞活性减低或缺失；⑦铁蛋白 >

500ng/mL（铁蛋白＞10 000ng/mL对诊断HLH提示意义更强）；⑧ sCD25（sIL-2R）升高，比按年龄校正的特定实验室参考标准高2个标准差以上；⑨ CXCL9升高。需要说明的是，这些诊断标准是为了在临床试验中使用而设计的，因此可能并不适用于所有HLH患者。HLH在没有适当治疗的情况下死亡率很高，部分患者可能由于病情危重而无法进行活检，因此临床中不需要满足所有诊断标准才开始治疗。

HLH可能与一些引起发热、全血细胞减少、肝功能异常或神经系统症状的常见疾病表现相似。血细胞减少、铁蛋白水平极高及肝功能异常对于鉴别HLH与其他疾病（如感染、肝衰竭、多器官功能衰竭等）尤为有用。肝功能异常在HLH患者中相当常见，因此如果患者不存在肝功能异常，则应全面评估并考虑其他诊断。

4. 治疗

（1）HLH-94方案或HLH-2004方案（地塞米松＋依托泊苷±环孢素）。

（2）效果不佳者可考虑使用托珠单抗或利妥昔单抗。

参考文献

［1］ PETRELLI F, ARDITO R, BORGONOVO K, et al. Haematological toxicities with immunotherapy in patients with cancer: a systematic review and meta-analysis. Eur J Cancer, 2018, 103: 7-16.

［2］ DELANOY N, MICHOT JM, COMONT T, et al. Haematological immune-related adverse events induced by anti-PD-1 or anti-PD-L1 immunotherapy: a descriptive observational study. Lancet Haematol, 2019, 6(1): e48-e57.

［3］ DAVIS EJ, SALEM JE, YOUNG A, et al. Hematologic complications of immune checkpoint inhibitors. Oncologist, 2019, 24(5): 584-588.

［4］ SCHNEIDER BJ, NAIDOO J, SANTOMASSO BD, et al. Management of immune-related adverse events in patients treated with immune checkpoint inhibitor therapy: ASCO Guideline update. J Clin Oncol, 2021, 39(36): 4073-4126.

［5］ 中国临床肿瘤学会指南工作委员会.中国临床肿瘤学会（CSCO）免疫检查点抑制剂相关的毒性管理指南 2021.北京：人民卫生出版社,2021.

［6］ ZHUANG J, DU J, GUO X, et al. Clinical diagnosis and treatment recommendations for immune checkpoint inhibitor-related hematological adverse events. Thorac Cancer, 2020, 11(3): 799-804.

［7］ KROLL MH, ROJAS HERNANDEZ CM, YEE C. Hematologic complications of immune checkpoint inhibitors. Blood, 2022, 139(25): 3594-3604.

第十二章 免疫治疗相关心脏毒性管理

第一节 免疫治疗相关心脏毒性概述

一、定义

免疫检查点抑制剂（ICIs）的心脏毒性包括心肌炎、心包炎、心律失常、心功能不全、传导阻滞、血管炎、血管钙化和静脉栓塞等多种疾病。ICIs相关心肌炎是发病率及病死率最高的心脏毒性。

二、发生率

1. ICIs相关心肌炎 发病率较低。一项多中心报告显示，ICIs相关心肌炎发病率仅为0.27%～1.14%，两种或更多种ICIs联用时发病率可增至2.4%。但ICIs相关心肌炎缺乏相关的前瞻性筛查试验，并且心肌炎的诊断存在一定难度，因此ICIs相关心肌炎的发病率存在被低估的可能。

基于现有文献，ICIs相关心脏毒性的中位发病时间为6周，最短时间为2周，最长时间为54周。其发病率不高，但会引发难以治疗的心律失常以及心源性休克，因此可能导致非常严重的后果。ICIs相关心肌炎病死率可高达39.7%～46%，可使肿瘤患者最终死于心脏疾病，因此须对ICIs相关心肌炎保持警惕。

联合用药（CTLA-4抑制剂及PD-1抑制剂）是ICIs相关心脏毒性的高危险因素。有研究认为，联合治疗、糖尿病、肥胖以及使用CTLA-4抑制剂治疗是导致ICIs相关心脏毒性的独立危险因素;也有研究认为,自身免疫性疾病是独立危险因素之一。

2. ICIs 相关心包疾病 发病率(包括心包积液、心包炎、心脏压塞)约为 0.3%。其危险性虽不及 ICIs 相关心肌炎,但是病死率也有 13%~21%。ICIs 相关心包疾病的中位发病时间为 30d,也有少数病例在接受治疗后数月才发病。

3. Takotsubo 心肌病 较为罕见,多数在接受 ICIs 治疗后 15 周~8 个月出现症状。通过心脏彩超可观察到患者的心尖部球形样扩张以及局部心室壁运动异常。Takotsubo 心肌病可以由 ICIs 的心脏毒性直接引起,也可以由前期化疗的迟发性心脏毒性导致,因此没有接受过 ICIs 治疗的患者也可能出现该病。

第二节　免疫检查点抑制剂相关心肌炎的诊断与分级

一、临床表现

ICIs 相关心肌炎的临床表现多数与急性心力衰竭临床表现类似,患者可出现呼吸困难、胸痛、疲劳、肌痛、头晕、心悸和心律不齐(如房颤、室性心动过速或心脏传导阻滞等),甚至发生猝死。大多数症状在开始接受 ICIs 治疗后 3 个月内发生,但具体发病时间与肿瘤类型、治疗方式以及并发症种类相关。暴发性心肌炎病例起病较早,常有心律失常、传导阻滞、肌炎及肌无力表现,死亡率很高。50% 患者不合并心脏收缩功能障碍。

在 ICIs 使用过程中或曾经使用过 ICIs 治疗的患者一旦出现心血管症状,临床医师必须提高警觉。患者出现肌炎或肌无力等症状时,也应警惕合并心肌炎的可能性。此外,诊断 ICIs 相关心肌炎需要与患者既往心血管疾病所致心肌炎相区别。

ICIs 心包疾病可能出现胸闷、胸痛、气促和血流动力学不稳定等症状,气促是最常见的症状。

二、相关检查

对于接受 ICIs 治疗的患者,需要预先接受生物标志物、影像学等检查排除冠状动脉疾病,尤其是急性冠脉综合征。

1. 实验室检查 多数病例中,肌钙蛋白、肌酸激酶 -MB 型(CK-MB)或肌酸激酶(CK)均会升高。脑钠肽(brain natriuretic peptide,BNP)或氨基末端脑钠肽前体(NT-pro-BNP)升高提示患者合并左室射血分数(left ventricular ejection fraction,LVEF)下降。可溶性生长刺激表达基因 2(growth stimulation expressed gene 2,sST2)蛋白是一种潜在的心力衰竭检测标志物,但其与心肌炎诊断和预后的联系仍有待证实。其余炎症标志物,如 C 反应蛋白(CRP)、血沉(ESR)等升高也对诊断有一定提示作用。

2. 心电图 ICIs 相关心脏毒性可引起一系列心电图改变,包括窦性心动过速、房性心动过速、心房颤动、室性心律失常、QRS/QT 延长、病理性 Q 波和传导异常等。但即使患者心电图正常,也不能完全排除心肌炎。

3. 影像学检查

(1)超声心动图:是监测 ICIs 相关心脏毒性所致心功能改变的重要影像学检查,既可以评估患者不同时间节点的心脏功能,也有助于排除其他原有或者新发心血管疾病(包括急性心肌缺血、瓣膜病、心肌病等)。

欧洲心脏病学会(European Society of Cardiology,ESC)发布的《“肿瘤治疗与心血管毒性”立场声明》中将超声心动图的斑点追踪显像技术(speckle tracking imaging,STI)推荐作为筛查和随访肿瘤患者心脏毒性的一线方法。STI 可发现传统方法无法检测的细微心肌功能损害,进而诊断早期 ICIs 相关心肌炎。STI 涉及多个参数。研究显示,其中左心室纵向应变(global longitudinal strain,GLS)指标较基线水平下降超过 15%

是早期亚临床左心室功能不全的指标。

（2）心脏磁共振（cardiac magnetic resonance，CMR）：是诊断 ICIs 相关心肌炎的首选方式。但对于 ICIs 相关心肌炎疑似病例，即便 CMR 检查结果为阴性，仍需要考虑行心肌活检以进一步明确诊断。

4. 病理活检　活检是诊断心肌炎的金标准。对于症状不稳定、初始治疗无效的疑似 ICIs 相关心肌炎患者有必要行活检。ICIs 相关心肌炎的组织标本中可见心肌细胞死亡，T 淋巴细胞（CD4$^+$ 和 CD8$^+$）和巨噬细胞浸润；但 CD20$^+$ 细胞（B 细胞）、嗜酸性肉芽肿和巨细胞均为阴性。

三、诊断与分级

1. 治疗前基线评估及随访节点　即在 ICIs 治疗前及不同时间节点，随访心脏指标的变化，主要应包括症状和体格检查、心电图、心脏标志物（肌钙蛋白、CK、脑钠肽）。如条件允许，建议增加 24h 血压监测、左心室功能检测（磁共振、CT 和核素显像），予以基线评估；同时还应关注患者心血管疾病及自身免疫性疾病、糖尿病等既往史，对于有心血管高危因素和免疫检查异常的患者需要重点关注和监测。

建议对接受 ICIs 的患者，在基线、首剂治疗后 7d、双周方案（第 2 至第 9 治疗周期）给药前或三周方案（第 2 至第 6 治疗周期）给药前及此后的每一个治疗周期给药前对患者进行心血管系统评估。

2. 建议诊断流程　见图 12-1。

3. ICIs 相关心肌炎诊断分层　对于疑似病例建议明确分层，以便后期治疗、预后的评估，见表 12-1。

四、鉴别诊断

诊断 ICIs 相关心肌炎需要排除急性冠脉综合征、肺栓塞等疾病。在根据常规病史、症状无法鉴别的情况下，可通过影像学检查、介入性检查及病理等检查最终确诊。

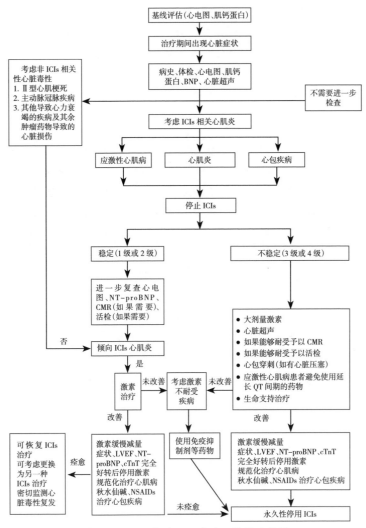

图 12-1 ICIs 相关心肌炎建议诊断流程图

注:图中分级标准为 ASCO 分类(CSCO 分类标准与 ASCO 类似,故本书按照 CSCO 分级并按此诊疗路径)。

表 12-1　ICIs 相关心肌炎诊断分层

分层	检查
确定的心肌炎	明确的病理活检,或磁共振确诊 + 症状 + 心电图或者生物标志物,或心室壁运动异常(心脏超声)+ 症状 + 生物标志物 + 心电图 + 排除血管狭窄等问题
可能的心肌炎	磁共振确诊(症状 + 心电图 + 生物标志物均正常),或磁共振疑似 + 症状 / 心电图 / 生物标志物(其中任一),或室壁运动异常(心脏超声)+ 症状 + 心电图 / 生物标志物(其中任一),或正电子发射断层显像(positron emission tomography,PET)确诊 + 排除其他可能诊断
疑似的心肌炎	磁共振疑似(症状 + 心电图 + 生物标志物均正常),或室壁运动异常(心脏超声)+ 症状 / 心电图(两者之一),或生物标志物 + 症状 / 心电图 + 排除其他可能诊断
亚临床心脏损伤	仅有心脏标志物升高(症状 + 心电图 + 心脏超声 +CMR 均正常)

注:以上诊断建立在排除急性冠脉综合征、瓣膜病等疾病基础上。

第三节　免疫检查点抑制剂相关心肌炎的治疗

一、一般治疗措施

对于发生 ICIs 相关心肌炎的患者,首先要立即停用 ICIs (这是最关键的),其次进行对症治疗。常用药物主要有类固醇皮质激素和免疫抑制剂。根据常见不良反应事件评价标准(CTCAE 5 版)来判断心肌炎的严重程度(表 12-2、表 12-3),并予以对应治疗(表 12-4)。不推荐使用激素预防 ICIs 相关心脏毒性。

表 12-2　常见不良反应事件评价标准心肌炎严重程度分级

分级	临床表现
1 级	无
2 级	中度活动或劳累时出现症状
3 级	静息状态下或最低程度活动或劳累时便出现严重症状;需要治疗;新发症状
4 级	危及生命:需要紧急治疗(如连续静脉输液治疗或机械辅助血液循环)
5 级	死亡

表 12-3　心肌炎严重程度分级（CSCO 分级）

分级	临床表现
1 级	仅有心脏损伤生物标志物升高,无心血管症状、心电图、超声心动图改变
2 级	轻微心血管症状,伴心脏损伤生物标志物和 / 或心电图异常
3～4 级	有明显的心血管症状或危及生命

表 12-4　常见不良反应事件评价标准分级治疗

分级	患者护理级别	激素治疗	免疫治疗及后续应用
1 级	非卧床	不推荐	继续
2 级	非卧床	初始口服泼尼松或注射甲泼尼龙 0.5～1mg/(kg·d);如果 2～3d 没有改善可加量至 2mg/(kg·d);一旦改善到 1 级则开始 4～6 周的降激素治疗	改善到 1 级并停用激素后开始使用,密切监测

分级	患者护理级别	激素治疗	免疫治疗及后续应用
3级	住院治疗	口服泼尼松 1～2mg/(kg·d)或静脉使用等效甲泼尼龙；如果 2～3d 没有改善,加用或更换免疫抑制剂；一旦改善到 1 级则开始 4～6 周的降激素治疗	停用,基于患者的风险/获益比讨论是否恢复免疫治疗
4级	住院治疗,考虑 ICU	全身激素治疗,静脉注射甲泼尼龙 1～2mg/(kg·d),连续 3d,后逐渐减量至 1mg/(kg·d);一旦改善到 1 级,则开始 4～6 周的降激素治疗	永久停用

二、类固醇皮质激素治疗

对于普通心肌炎,尽量在早期使用大剂量类固醇皮质激素[泼尼松 1～2mg/(kg·d),甲泼尼松 5mg= 甲泼尼龙 4mg];对于重症和危重症心肌炎患者,起始治疗用甲泼尼龙冲击,500～1 000mg/d,持续 3～5d,随后根据情况,待心功能恢复后开始减量。使用激素的时间应根据个体情况而定,在通常情况下待 LVEF 稳定或心律失常症状稳定后停药,一般整个过程不宜＜ 4 周。

三、免疫抑制剂及其他治疗

由于缺乏足够的临床证据,免疫抑制剂主要用于对类固醇皮质激素疗效欠佳或症状较重的 ICIs 相关心肌炎患者。而2021 年的 NCCN 指南则建议对使用糖皮质激素 24h 未见好转的患者即可以使用免疫抑制药物。

1. 托法替布 是一种 JAK 抑制剂。一项回顾性研究结果显示,联用托法替布可以降低糖皮质激素不敏感型(激素减量时肌钙蛋白反弹)心肌炎的死亡率。托法替布用量为 5mg b.i.d.。严重感染、结核病、血栓或胃肠道穿孔患者慎用。

2. 他克莫司　是一种钙调神经磷酸酶抑制剂,与环孢素属同一类。建议与糖皮质激素联合使用,用量根据患者情况调节,监控血药浓度在 10～15ng/mL。

3. 吗替麦考酚酯　是霉酚酸的前体,嘌呤类似物的抗代谢药。它通过非竞争性抑制鸟嘌呤核苷酸合成过程中的关键酶(肌苷单磷酸脱氢酶)而发挥免疫抑制作用。吗替麦考酚酯通过选择性抑制 T 细胞和 B 细胞来预防细胞和体液排斥。用法为 500～1 000mg/d b.i.d.,不需要测定血药浓度。

4. 英夫利西单抗　是一种针对 CTLA-4 的单克隆抗体。目前已被用作其他免疫相关不良反应的辅助疗法,但有文献报道认为其可能诱发心力衰竭,指南和共识建议中重度心力衰竭(心功能Ⅲ级/Ⅳ级)患者禁用。穿孔、败血症、肝炎及结核病患者禁用。用法为 5mg/kg,静脉滴注,2 周后可再次使用。

5. 抗胸腺细胞球蛋白　为一种多克隆抗体,目前已被多部指南推荐用于重症 ICIs 相关心肌炎的治疗,根据 $CD3^+$ 细胞绝对计数调整用量。

6. 免疫球蛋白　具有抗病毒和抗炎双重作用,因此建议尽早足量使用。免疫球蛋白推荐剂量为 2g/kg(总量,需要分次使用)。我国专家共识建议 20～40g/d,使用 2d,之后 5～7d,10～20g/d 持续应用。

7. 血浆置换　在一些病例报告中,不乏使用血浆置换成功救治严重肌炎、合并肌无力的心肌炎或 ICIs 相关心肌炎的病例。但其疗效及机制依旧有待探索。

8. 阿巴西普　为一种 CTLA-4 激动剂。该药已被批准用于风湿性疾病的治疗,并且正在进行涉及类风湿性关节炎和亚临床型心肌炎患者的临床试验。

四、生命支持治疗

重症患者可采取呼吸机支持、循环支持（主动脉内球囊反搏、体外膜肺氧合）以及肾脏替代治疗，为后续治疗争取时间。

五、ICIs 相关心肌炎缓解后的免疫治疗方案

多项指南认为应对患者提供个体化治疗，综合考虑肿瘤进展情况、对免疫疗法的反应程度、是否有可行的替代疗法、心脏毒性的严重程度、免疫抑制疗法的毒性消退速度以及患者对于风险和收益的主观意愿。

六、免疫性心包炎治疗

所有心包炎患者均应暂停 ICIs 治疗。糖皮质激素可以作为初始治疗。秋水仙碱和非甾体抗炎药可作为辅助药物。对于类固醇治疗效果较差的病例，可以考虑使用吗替麦考酚酯、英夫利西单抗或抗胸腺细胞球蛋白，但目前缺乏足够的临床证据。一旦患者出现心脏压塞症状，应立刻予以穿刺引流等对症处理。

第四节　免疫检查点抑制剂相关心肌炎典型病例

病例概要

本病例是一例 71 岁男性患者，诊断为胃腺癌，接受卡瑞利珠单抗＋奥沙利铂＋卡培他滨化疗及放疗治疗。接受 1 周期 XELOX 方案及 2 次卡瑞利珠单抗后出现心肌炎症状。实验室检查提示患者合并免疫相关心肌炎。予以激素及丙球蛋白等治疗后。患者心脏标志物及肌酶下降，症状缓解。

一、病史资料

患者，男性，71 岁。因"确诊胃腺癌 1 个月余，上睑下垂 1

周"入院。

现病史:患者 2019 年 12 月初开始出现腹痛伴胸骨后灼热感。外院胃镜(2019 年 12 月)示胃小弯近贲门、胃角、胃体前壁病灶。病理提示低分化腺癌,HER2 阴性。PET(2020 年 1 月)示胃癌伴肝胃间隙淋巴结转移。腹腔镜探查发现病灶累及浆膜,胃周淋巴结肿大,腹盆腔未见种植转移。腹腔脱落细胞细胞学检查阴性。患者入组临床试验:2020 年 1 月 23 日予以新辅助第 1 周期卡瑞利珠单抗 200mg+XELOX 方案(奥沙利铂和卡培他滨)化疗,2020 年 2 月 12 日行卡瑞利珠单抗治疗,2020 年 2 月 13 日开始针对原发病灶行放疗。2020 年 2 月 25 日,患者无明显诱因出现双眼上睑下垂伴水肿、睁眼困难、视物模糊,逐渐加重;四肢肌肉明显酸痛伴乏力,无明显胸闷、气促、心悸等不适。

既往病史:否认高血压、糖尿病、冠心病等病史。否认烟酒摄入史。

专科查体:体温 36.2℃,脉率 82次/min,呼吸频率 18次/min,血压 131/83mmHg。神清,对答可,双眼上睑下垂,左侧较重。双肺呼吸音清,未闻及干湿啰音。心率 94次/min,心律齐,未闻及病理性杂音。腹部平软,无压痛、反跳痛;肝肾区无压痛、叩击痛;Murphy(−),肠鸣音 3次/min,移动性浊音(−)。四肢肌力 V 级,肌张力不高,四肢活动可。无双下肢水肿。

辅助检查

心肌损伤标志物:心肌肌钙蛋白 T(cardiac troponin T,cTnT)0.507ng/mL,氨基末端脑钠肽前体(NT-pro-BNP)75.5pg/mL,肌酸激酶(CK)3 060U/L、肌酸激酶同工酶 -MM 型(CK-MM)2 948U/L。

肝功能:谷丙转氨酶(GPT)121U/L,谷草转氨酶(GOT)147U/L,乳酸脱氢酶(LDH)78U/L。

甲状腺功能:正常。

垂体激素:正常。

心电图:频发房性期前收缩、完全性右束支传导阻滞、ST

段改变(图 12-2)。

超声心动图:未见明显异常,LVEF 61%。

心脏 MRI:左心室前壁少许水肿伴延迟强化。

肌电图:肌源性损害。

头颅 MRI:少许腔梗灶。

眼球 MRI:双侧视神经轻度炎症(图 12-3)。

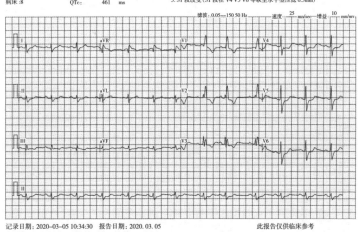

年龄 :71 岁	心率: 76 bpm	心电图诊断: 1. 窦性心律
性别 : 男	P-R 间期: 196 ms	2. 频发房性早搏
门诊 / 住院号 :	QRS 时限: 124 ms	3. 完全性右束支阻滞
病区 : 二	QRS 电轴: 114 °	4. QRS 电轴右偏
病床 :8	Q-T 间期: 410 ms	5. ST 段改变(ST 段在 V4 V5 V6 导联呈水平型压低 0.5mm)
	QTc: 461 ms	

滤波 :0.05—150 50 Hz　　速度 : 25 mm/sec　增益 : 10 mm/mv

记录日期 : 2020-03-05 10:34:30　报告日期 : 2020. 03. 05　　此报告仅供临床参考

图 12-2　患者心电图

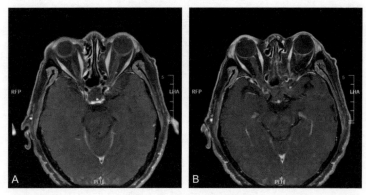

图 12-3　患者颅脑 MRI

二、临床诊断

目前诊断：①胃腺癌（cT3N1M0）；②免疫相关性肌炎；③自身免疫性心肌炎；④视神经炎。

三、治疗过程

进一步检查结果提示患者发生自身免疫性心肌炎、免疫相关性肌炎、视神经炎，考虑为 ICIs 所致，予以甲泼尼龙 500mg×3d、丙种球蛋白 25g×5d，联合保肝、营养心肌、营养神经等治疗。复查 cTnT 及 CK 持续下降，予以甲泼尼龙减量撤退（240mg×3d→120mg×3d→80mg×3d→60mg×3d→50mg），后续改为泼尼松龙 50mg 口服。

四、病例总结

本病例难点在于诊断。患者使用 ICIs 期间出现上睑下垂及肌肉酸痛，此首发症状在临床上较难与自身免疫性心肌炎相联系，会导致误诊。目前在诊疗中发现，自身免疫性心肌炎发病时会出现合并肌肉及神经受累，同时发生肌肉酸痛和上睑下垂的临床表现。对于有 ICIs 使用病史并发生上述症状的患者需要予以警惕，完善相关检查并密切随访。

参考文献

[1] HU JR, FLORIDO R, LIPSON EJ, et al. Cardiovascular toxicities associated with immune checkpoint inhibitors. Cardiovasc Res, 2019, 115(5): 854-868.

[2] SALEM JE, MANOUCHEHRI A, MOEY M, et al. Cardiovascular toxicities associated with immune checkpoint inhibitors: an observational, retrospective, pharmacovigilance study. Lancet Oncol, 2018, 19(12): 1579-1589.

[3] MOSLEHI J, LICHTMAN AH, SHARPE AH, et al. Immune checkpoint inhibitor-associated myocarditis: manifestations and mechanisms. J Clin Invest, 2021, 131(5): e145186.

［4］ JOHNSON DB, BALKO JM, COMPTON ML, et al. Fulminant myocarditis with combination immune checkpoint blockade. N Engl J Med, 2016, 375(18): 1749-1755.

［5］ SHALATA W, ABU-SALMAN A, STECKBECK R, et al. Cardiac toxicity associated with immune checkpoint inhibitors: a systematic review. Cancers (Basel), 2021, 13(20): 5218.

［6］ SCHNEIDER BJ, NAIDOO J, SANTOMASSO BD, et al. Management of immune-related adverse events in patients treated with immune checkpoint inhibitor therapy: ASCO guideline update. J Clin Oncol, 2021, 39(36): 4073-4126.

［7］ MAHMOOD SS, FRADLEYMG, COHEN JV, et al. Myocarditis in patients treated with immune checkpoint inhibitors. J Am Coll Cardiol, 2018, 71(16): 1755-1764.

［8］ MOSLEHI JJ, SALEM JE, SOSMAN JA, et al. Increased reporting of fatal immune checkpoint inhibitor-associated myocarditis. Lancet, 2018, 391(10124): 933.

［9］ GANATRA S, PARIKH R, NEILAN TG. Cardiotoxicity of immune therapy. Cardiol Clin, 2019, 37(4): 385-397.

［10］ GANATRA S, NEILAN TG. Immune checkpoint inhibitor-associated myocarditis. Oncologist, 2018, 23(8): 879-886.

［11］ ZHANG L, REYNOLDS KL, LYON AR, et al. The evolving immunotherapy landscape and the epidemiology, diagnosis, and management of cardiotoxicity: JACC: cardiooncology primer. JACC CardioOncol, 2021, 3(1): 35-47.

［12］ CHAHINE J, COLLIER P, MAROO A, et al. Myocardial and pericardial toxicity associated with immune checkpoint inhibitors in cancer patients. JACC Case Rep, 2020,2(2): 191-199.

［13］ de ALMEIDA D, GOMES JR, HADDAD FJ, et al. Immune-mediated pericarditis with pericardial tamponade during nivolumab therapy. J Immunother, 2018, 41(7): 329-331.

［14］ YANG S, ASNANI A. Cardiotoxicities associated with immune checkpoint inhibitors. Curr Probl Cancer, 2018, 42(4): 422-432.

［15］ CHEN DY, HUANG WK, CHIEN-CHIA WV, et al. Cardiovascular toxicity of immune checkpoint inhibitors in cancer patients: a review when cardiology meets immuno-oncology. J Formos Med Assoc, 2020, 119(10): 1461-1475.

［16］ LOBENWEIN D, KOCHER F, DOBNER S, et al. Cardiotoxic mechanisms of cancer immunotherapy-a systematic review. INT J Cardiol, 2021, 323: 179-187.

［17］ PATEL RP, PARIKH R, GUNTURU KS, et al. Cardiotoxicity of immune checkpoint inhibitors. CURR Oncol Rep, 2021, 23(7): 79.

［18］ BACHMAIER K, MAIR J, OFFNER F, et al. Serum cardiac troponin T and creatine kinase-mb elevations in murine autoimmune myocarditis. Circulation, 1995, 92(7): 1927-1932.

［19］ SMITH SC, LADENSON JH, MASON JW, et al. Elevations of cardiac troponin I associated with myocarditis. Experimental and clinical correlates. Circulation, 1997, 95(1): 163-168.

［20］ AQUARO GD, PERFETTI M, CAMASTRA G, et al. Cardiac MR with late gadolinium enhancement in acute myocarditis with preserved systolic function: ITAMY study. J Am Coll Cardiol, 2017, 70(16): 1977-1987.

［21］ ZAMORANO JL, LANCELLOTTI P, RODRIGUEZ MD, et al. 2016 ESC position paper on cancer treatments and cardiovascular toxicity developed under the auspices of the ESC committee for practice guidelines: the task force for cancer treatments and cardiovascular toxicity of the European Society of Cardiology (ESC). Eur Heart J, 2016, 37(36): 2768-2801.

［22］ THAVENDIRANATHAN P, POULIN F, LIM KD, et al. Use of myocardial strain imaging by echocardiography for the early detection of cardiotoxicity in patients during and after cancer chemotherapy: a systematic review. J Am Coll Cardiol, 2014, 63(25 Pt A): 2751-2768.

［23］ KINDERMANN I, BARTH C, MAHFOUD F, et al. Update on myocarditis. J Am Coll Cardiol, 2012, 59(9): 779-792.

［24］PATEL RP, PARIKH R, GUNTURU KS, et al. Cardiotoxicity of immune checkpoint inhibitors. Curr Oncol Rep, 2021, 23(7): 79.

［25］中国抗癌协会整合肿瘤心脏病学分会,中华医学会心血管病学分会肿瘤心脏病学学组,中国医师协会心血管内科医师分会肿瘤心脏病学专业委员会,等 . 免疫检查点抑制剂相关心肌炎监测与管理中国专家共识(2020 版). 中国肿瘤临床, 2020,47(20): 1027-1038.

［26］PUZANOV I, DIAB A, ABDALLAH K, et al. Managing toxicities associated with immune checkpoint inhibitors: consensus recommendations from the society for immunotherapy of cancer (sitc) toxicity management working group. J Immunother Cancer, 2017 , 5(1): 95.

［27］BRAHMER JR, LACCHETTI C, SCHNEIDER BJ, et al. Management of immune-related adverse events in patients treated with immune checkpoint inhibitor therapy: American Society of Clinical Oncology clinical practice guideline. J Clin Oncol, 2018, 36(17): 1714-1768.

［28］DAL'BO N, PATEL R, PARIKH R, et al. Cardiotoxicity of contemporary anticancer immunotherapy. Curr Treat Options Cardiovasc Med, 2020, 22(12): 62.

［29］WANG C, LIN J, WANG Y, et al. Case series of steroid-resistant immune checkpoint inhibitor associated myocarditis: a comparative analysis of corticosteroid and tofacitinib treatment. Front Pharmacol, 2021, 12: 770631.

［30］HAANEN J, CARBONNEL F, ROBERT C, et al. Management of toxicities from immunotherapy: ESMO clinical practice guidelines for diagnosis, treatment and follow-up. Ann Oncol, 2017, 28(suppl_4): v119-v142.

［31］KWON HJ, COTE TR, CUFFE MS, et al. Case reports of heart failure after therapy with a tumor necrosis factor antagonist. Ann Intern Med, 2003, 138(10): 807-811.

［32］THOMPSON JA, SCHNEIDER BJ, BRAHMER J, et al. NCCN

guidelines insights: management of immunotherapy-related toxicities, version 1.2020. J Natl Compr Canc Netw, 2020, 18(3): 230-241.

[33] Matas-Garcia A, Milisenda JC, Selva-O'Callaghan A, et al. Emerging pd-1 and pd-1L inhibitors-associated myopathy with a characteristic histopathological pattern. Autoimmun Rev, 2020, 19(2): 102455.

[34] XING Q, ZHANG ZW, LIN QH, et al. Myositis-myasthenia gravis overlap syndrome complicated with myasthenia crisis and myocarditis associated with anti-programmed cell death-1 (sintilimab) therapy for lung adenocarcinoma. Ann Transl Med, 2020, 8(5): 250.

[35] FRIGERI M, MEYER P, BANFI C, et al. Immune checkpoint inhibitor-associated myocarditis: a new challenge for cardiologists. Can J Cardiol, 2018, 34(1): 91-92.

[36] ATALLAH-YUNES SA, KADADO AJ, KAUFMAN GP, et al. Immune checkpoint inhibitor therapy and myocarditis: a systematic review of reported cases. J Cancer Res Clin Oncol, 2019, 145(6): 1527-1557.

[37] SALEM JE, ALLENBACH Y, VOZY A, et al. Abatacept for severe immune checkpoint inhibitor-associated myocarditis. N Engl J Med, 2019, 380(24): 2377-2379.

[38] LYON AR, YOUSAF N, BATTISTI N, et al. Immune checkpoint inhibitors and cardiovascular toxicity [J]. Lancet Oncol, 2018, 19(9): e447-e458.

[39] ADLER Y, CHARRON P, IMAZIO M, et al. 2015 ESC guidelines for the diagnosis and management of pericardial diseases: the task force for the diagnosis and management of pericardial diseases of the European Society of Cardiology(ESC) endorsed by: the European Association for Cardio-Thoracic Surgery (EACTS). Eur Heart J, 2015, 36(42): 2921-2964.

第十三章 细胞治疗免疫相关不良反应管理

第一节 CAR-T细胞治疗免疫相关不良反应概述

一、定义

自体嵌合抗原受体T（CAR-T）细胞治疗目前已成为难治复发淋巴系统肿瘤、急性淋巴细胞白血病（acute lymphoblastic leukemia，ALL）、多发性骨髓瘤（multiple myeloma，MM）等疾病的重要治疗手段之一，在实体肿瘤中的应用也在不断探索中。2021年中国国家药品监督管理局批准了阿基仑赛（axicabtagene ciloleucel）注射液和瑞基奥仑赛（lisocabtagene maraleucel）注射液2款抗CD19 CAR-T产品上市。

随着研究的深入和临床应用的增加，CAR-T细胞治疗相关毒副作用的临床管理需要逐步规范。特别是CAR-T细胞治疗可能引起独特的，甚至严重的免疫相关不良反应（irAEs），如细胞因子释放综合征（cytokine release syndrome，CRS）、免疫效应细胞相关神经毒性综合征（immune effector cell-associated neurotoxicity syndrome，ICANS）、B细胞清除、感染、血细胞减少、弥散性血管内凝血（disseminated intravascular coagulation，DIC）和噬血细胞性淋巴组织细胞增生症（HLH）等。这些irAEs涉及多个重要脏器和学科，贯穿于CAR-T细胞治疗后的早期、中期和远期，因此迫切需要临床医师对CAR-T细胞治疗免疫相关不良反应的监测、评估、诊断和治疗等全方位地加深认识。

本章基于国内《CAR-T细胞治疗NHL毒副作用临床管

理路径指导原则》及美国临床肿瘤学会（ASCO）于2021年11月推出的《嵌合抗原受体T细胞疗法的免疫相关不良事件管理：ASCO指南》，结合相关研究进展和国内情况，为临床一线医师判别与处理CAR-T细胞治疗irAEs给予参考意见。

二、分级处置原则

对于CAR-T细胞输注相关不良反应，基于近年来国内外相关分级研究进展，参照《CAR-T细胞治疗NHL毒副作用临床管理专家共识》，按严重程度分4级。不同级别CAR-T细胞输注相关不良反应对应住院及监护要求见表13-1。

表13-1　不同级别CAR-T细胞输注相关不良反应
对应住院及监护要求

分级	住院要求	监护级别
1级	普通病房治疗	生命体征监测至少3次/d
2级	普通病房治疗	心电监护仪持续生命体征监测
3级	普通病房治疗，需要密切监护，可考虑进入重症监护室（ICU）监护治疗	心电监护仪持续生命体征监测
4级	普通病房密切监护，推荐进入ICU监护治疗	心电监护仪持续生命体征监测

注：证据来源于近年来成年患者CAR-T细胞治疗后相关不良反应的临床研究数据，所有建议均基于专家共识（推荐强度Ⅱ级）。

三、CAR-T细胞治疗免疫相关不良反应管理一般推荐

1. 活动性感染　对活动性感染患者不建议CAR-T细胞输注，直到感染得到控制。

2. 推荐患者接种流感疫苗和新型冠状病毒疫苗　新型冠状病毒疫苗在CAR-T细胞治疗患者的免疫原性尚不确定，故一般不建议接种减毒活疫苗，可具体评估患者潜在的风险和

收益后做出选择。

3. 强烈推荐患者到有条件和有 CAR-T 细胞治疗相关不良事件管理经验的医疗机构进行治疗,医护人员熟悉 CAR-T 细胞治疗不良反应的管理是临床开展该疗法的重要先决条件。

第二节　CAR-T 细胞治疗免疫相关不良反应的诊断与治疗

一、细胞因子释放综合征

1. **临床特征**　细胞因子释放综合征(cytokine release syndrome,CRS)为 CAR-T 细胞治疗的常见并发症,常在细胞输注后 2～7d 达到高峰,可以持续长达 3 周。CAR-T 细胞输注到体内后,细胞被激活增殖,引发细胞因子 / 趋化因子的大量分泌,介导多类免疫反应,主要临床表现为发热、心动过速、低氧血症、恶心、头痛、皮疹、呼吸短促、轻度或严重低血压、呼吸衰竭、凝血功能障碍和 / 或多器官系统衰竭。

一项荟萃分析显示,CRS 在血液系统恶性肿瘤患者中的发生率(所有级别:81%; ≥ 3 级:29%)高于实体瘤患者(所有级别:37%; ≥ 3 级:19%),其中严重 CRS(≥ 3 级)多见于抗 CD19 CAR-T 细胞治疗急性淋巴细胞白血病(ALL)和非霍奇金淋巴瘤(non-Hodgkin lymphoma,NHL)、抗 BCMA CAR-T 细胞治疗多发性骨髓瘤(MM)和抗 CEA CAR-T 细胞治疗实体瘤患者(发生率 24%～36%)。严重的 CRS 是 CAR-T 细胞治疗相关死亡的主要原因,因此对 CRS 的及时识别和正确治疗非常重要。

CRS 的处理按分级治疗原则,根据严重程度给予相应的处置。国际上先后制定了多个 CRS 分级标准。2019 年美国移植和细胞治疗学会(American Society of Transplantation and Cellular Therapy,ASTCT)制定了 CRS 和 ICANS 分级处理的共识标准,成为目前较为常用的标准。ASCO 指南对 CRS 的分级也是基于 ASTCT 分级标准而定的。

2.临床监测

（1）进行肿瘤相关查体，包括病灶及周围累及情况等；全身查体，包括基本生命体征、皮肤黏膜、胸部、腹部、神经系统等。CAR-T 细胞回输后，至少每天查体 2 次，直至 CRS 降至 1 级。

（2）心电监护推荐从 CAR-T 细胞回输开始，监测项目包括心率、呼吸、血压、脉氧饱和度。CRS 降至 1 级时，可以考虑停止监护仪监护。高危病例的心电监护推荐从细胞回输开始，直至回输后 3 周。3～4 级 CRS 患者考虑转入 ICU 监测治疗。

患者如果存在以下高危因素之一即可评价为"高危病例"。高危因素包括：① ECOG 体力状况评分 ≥ 3（评分标准见表 13-2）；②年龄 ≥ 70 岁；③高肿瘤负荷：所有病灶最大直径乘积之和（sum of the product of the perpendicular diameters for multiple lesions, SPD）≥ 100cm^2，巨块型（单个病灶直径 ≥ 10cm），Ki-67 ≥ 90%，肿瘤相关性发热；④肿瘤压迫或累及重要脏器，包括存在浆膜腔积液；⑤输注 CAR-T 细胞的剂量 > 10^{7}cells/kg；⑥针对急性 B 淋巴细胞白血病的 CAR-T 细胞治疗；⑦乙型肝炎表面抗原（hepatitis B virus surface antigen, HBsAg）阳性、HBV-DNA < 10^3 或处于乙型肝炎活动期，且无抗病毒治疗。

表 13-2 ECOG 体力状况评分标准（5 分法）

分级	体力状况评分
0	活动能力完全正常，与起病前活动能力无任何差异
1	能自由走动及从事轻体力活动，包括一般家务或办公室工作，但不能从事较重的体力活动
2	能自由走动及生活自理，但已丧失工作能力，日间不少于一半时间可以起床活动
3	生活仅能部分自理，日间一半以上时间卧床或坐轮椅
4	卧床不起，生活不能自理
5	死亡

3. 实验室检查和特殊检查　建议完善血常规、血生化（肝肾功能、甘油三酯、乳酸脱氢酶、心肌酶谱及电解质等）、凝血功能、动脉血气分析、降钙素原、铁蛋白、C 反应蛋白（CRP）、IL-6、CAR 基因定量 PCR 检测，必要时进行血清内毒素、G/GM 试验、血培养、尿培养、EBV/CMV、IL-1、IL-2、IL-15、TNF-α、IFN-α、IFN-γ 和外周血 CAR-T 细胞流式检测；若发热，则需要进行胸部 CT 检查；对重度 CRS 患者，应考虑进行超声心动图检查。根据临床情况，必要时考虑腹部 CT、脑 MRI 和 / 或腰椎穿刺。

实验室项目检测频次：CAR-T 细胞回输前，回输后第 3 天、第 7 天、第 10 天、第 14 天、第 21 天、第 28 天、3 个月、6 个月、9 个月、12 个月；高危病例细胞回输后每 2～3d 检测；病情变化时，检测项目及频次由临床医师根据临床情况决定；特殊检查项目及频次由临床医师根据临床情况决定。

4. 分级标准　CRS 分级标准（基于 ASTCT 共识）见表 13-3。

表 13-3　CRS 分级标准

CRS 参数	1级	2级	3级	4级
发热	体温 ≥ 38℃，不能归因于任何其他原因	体温 ≥ 38℃，不能归因于任何其他原因	体温 ≥ 38℃，不能归因于任何其他原因	体温 ≥ 38℃，不能归因于任何其他原因
低血压	无	有，不需要血管升压素	有，需要升压药或血管升压素	有，需要多种升压药（不包括血管升压素）
缺氧	无	有或无，需要低流量鼻导管（即氧流量 ≤ 6L/min）	有，需要高流量鼻导管、面罩、储氧面罩	需要正压通气（如无创机械通气，或气管插管机械通气）

注：使用退热药、类固醇或托珠单抗后，CRS 严重程度主要根据低血压和 / 或低氧血症指标分级，不需要再考虑发热情况。

5. 处置策略

（1）CRS 分级处置

1 级 CRS：①予对症支持治疗，如退热、补液和平衡内环境；如果中性粒细胞减少，可考虑予粒细胞集落刺激因子（G-CSF）对症治疗，并遵循《中国中性粒细胞缺乏伴发热患者抗菌药物临床应用指南（2020 年版）》经验性使用抗生素。②若有持续性（> 3d）或难治性发热，按照 2 级 CRS 处置。

2 级 CRS：①对症支持治疗同 1 级 CRS，维持血压平稳。②推荐使用 IL-6 受体拮抗剂（8mg/kg 托珠单抗静脉注射时间 > 1h，单次剂量 ≤ 800mg）；若 CRS 未改善，则每 8h 重复输注 1 次，24h 内最多输注 3 次，总量最多 4 次。其他可供选择的细胞因子抗体还有 TNF-α 抗体（如注射用英夫利西单抗 3～5mg/kg 静脉滴注）和 TNF-α 受体抗体（如注射用依那西普 25～50mg 皮下注射）。③若充分静脉补液和 1～2 次托珠单抗给药后患者症状无改善或有加重，推荐联合类固醇皮质激素（如地塞米松 10mg 静脉滴注 1 次 /12h）。④若启动托珠单抗治疗后 24h 内症状无改善，则按照 3 级 CRS 管理。

3 级 CRS：①在对症支持治疗基础上，根据病情使用升压药或血管升压素；予心电监护仪持续监测生命体征，可考虑进入 ICU 监护治疗。②给予 IL-6 受体拮抗剂（托珠单抗 8mg/kg）联合类固醇皮质激素（如地塞米松 10～20mg 静脉滴注 1 次 /6h），一旦症状改善，迅速减量；可联合 2～3 种细胞因子抗体（IL-6 受体拮抗剂、TNF-α 抗体、TNF-α 受体抗体）治疗症状；若细胞因子联合治疗无效，或激素治疗禁忌，可经输血科专科评价后实施血浆置换治疗。③若症状无改善或有加重，则按照 4 级 CRS 管理。

4 级 CRS：①在对症支持治疗基础上，根据病情可联合使用多种升压药（不包括血管升压素）；予心电监护仪持续监测生命体征，推荐进入 ICU 监护治疗，视需要进行机械通气。②给予 IL-6 受体拮抗剂（托珠单抗 8mg/kg）联合类固醇皮质激素 [地塞米松 20mg 静脉滴注 1 次 /6h；或启动高剂量甲泼尼龙治疗,1 000mg/d 静脉滴注,持续 3d,随后依次减量(250mg 1 次 /12h,持续 2d;125mg 1 次 /12h,持续 2d;60mg 1 次 /12h)],直至 CRS 改善至 1 级。可联合 3 种细胞因子抗体(IL-6 受体拮抗剂、TNF-α 抗体、TNF-α 受体抗体)治疗症状。其他可供选择的疗法包括使用 IL-1 受体拮抗剂阿那白滞素、IL-6 拮抗剂司妥昔单抗、芦可替尼、环磷酰胺和抗胸腺细胞球蛋白。③推荐输血科专科评价后实施血浆置换。

(2)对症支持治疗:贯穿于各级 CRS 的处置。

1)发热:主要推荐物理降温配合非甾体药物退热治疗。例如,①布洛芬胶囊 0.3g,口服,即刻;②吲哚美辛栓 30~50mg,纳肛,即刻;③注射用盐酸丙帕他莫 1.0g 静脉滴注,即刻。

2)低血压(收缩压 < 90mmHg):首先,快速补充 0.9% 生理盐水 500~1 000mL;若血压未恢复,给予胶体补液,如静脉滴注羟乙基淀粉注射液(500mL)或白蛋白注射液(0.25~0.4g/kg);若血压仍不恢复,给予 1 种血管活性药物;若症状仍无改善,则采取多种血管活性药物联合治疗(如:①多巴胺,剂量范围 2~20μg/(min·kg),逐渐加量;②去甲肾上腺素,起始剂量 2μg/min,逐渐加量;③肾上腺素,起始剂量 2μg/min,逐渐加量)。

3)低氧血症:予低流量(氧流量 ≤ 6L/min)鼻导管吸氧;若低氧血症未纠正,则予高氧流量(氧流量 > 6L/min)鼻导管或面罩吸氧;若低氧血症仍未纠正,请呼吸科会诊后给予正压通气辅助呼吸(无创机械通气或气管插管机械通气)。

4)电解质紊乱:动态电解质监测最为重要,及时补充电解质治疗。

(3)CRS 与感染的鉴别及治疗:二者临床表现有相似之处,但目前尚无特异性标志物可将二者明确区分开,且 CRS 合并感染的情况时有发生,因此,对二者发生发展的预判及干预时机把握至关重要。CRS 分级与感染程度在细胞因子水平上并未显示出明显的差异。当 CRS 合并严重感染时,可能会出现 IL-6 水平二次升高。相关临床研究期望通过 IL-8、

IL-1β 及 IFN-γ 三种细胞因子建立预测模型,来提高 CRS 与感染鉴别的特异性,但目前仍缺乏足够的临床数据。若二者无法明确鉴别,以预防性抗感染联合 CRS 分级治疗为指导原则。

二、CAR-T 细胞治疗相关神经毒性或免疫效应细胞相关神经毒性综合征

1. 临床特征 CAR-T 细胞治疗相关神经毒性或免疫效应细胞相关神经毒性综合征(CAR–T–cell-related encephalopathy syndrome,CRES)或免疫效应细胞相关神经毒性综合征(ICANS)是免疫治疗后或继发于输注 T 细胞或内源性免疫效应细胞激活或应答导致中枢神经系统(central nervous system,CNS)病变和功能失调。

一项荟萃分析显示,ICANS 在血液系统恶性肿瘤患者中的发生率高于实体瘤患者,其中严重 ICANS(≥ 3 级)多见于抗 CD19 CAR-T 细胞治疗 ALL 和 NHL(23%~37%)和抗 BCMA CAR-T 细胞治疗 MM(12%)患者。ICANS 发生于回输 CAR-T 细胞后,中位发作时间为输注后 4~6d,峰值出现在第 7~9 天,最常持续 5~13d,大多数病例在 3~8 周内消退。

ICANS 可与 CRS 同时发生,也可在 CRS 减轻后不久发生。主要临床表现为头痛、谵妄、认知障碍、肌震颤、共济失调、语言障碍、神经麻痹、感觉障碍、嗜睡、癫痫发作和脑水肿等,其所致死亡占 CAR-T 细胞治疗相关死亡的 15.1%。因此,对 ICANS 的识别、管理和预防是 CAR-T 细胞治疗安全、广泛应用的关键。

与 CRS 分级类同,建议采用 ASTCT 共识分级系统对 ICANS 严重程度分级。ASCO 指南对 ICANS 的分级也是基于 ASTCT 分级标准而定的。

2. 临床监测 每天进行 ≥ 2 次常规神经学评价,包括关于认知评估的免疫细胞相关脑病(immune cell-associated encephalopathy,ICE)评分(表13-4)和运动无力评估。对使用容易引起 ICANS 的 CAR-T 细胞产品或惊厥发作风险较高(如有惊厥发作史、CNS 疾病、相关脑电图发现或肿瘤性脑部病损)的患者进行惊厥发作预防治疗。对有神经毒性临床表现的患者,启动神经科会诊。可进行眼底评估,观察视神经盘水肿情况。

表13-4　ICE 评分表

测试项目	评分规则
定向定位描述测试	定位至年、月、城市和医院为 4 分
命名测试	能说出 3 个物体的名称(如时钟、笔和按钮)为 3 分
命令测试	能够听从简单的命令(如"伸出 2 根手指"或"张开嘴巴")为 1 分
书写测试	写出一个正确的句子(如中国国旗是五星红旗)为 1 分
专注度测试	从 100 倒数至 10(100,90,80……20,10)为 1 分

3. 实验室检查和特殊检查　进行动态实验室检查,包括血常规、血生化(肝肾功能、甘油三酯、乳酸脱氢酶、心肌酶谱及电解质等)、CRP、铁蛋白、IL-6、凝血功能。建议补充细胞因子,如 IL-1、IL-2、IL-15、TNF-α、IFN-α 和 IFN-γ 检测。临床医师根据病情评估,若有必要,对于 2 级 ICANS 患者也可进行腰椎穿刺。对于 ≥ 2 级 ICANS 患者,进行脑影像学检查(MRI,若 MRI 检查受限或相对禁忌则选择 CT)。对于 ≥ 3 级 ICANS 患者,每 2~3d 重复进行脑影像学检查(MRI 或 CT)。对于 ≥ 2 级 ICANS 以及不明原因的精神状态改变患者要进行脑电图检查。

4. 分级　ICANS 分级标准见表 13-5。

表 13-5 ICANS 分级标准

参数	1级	2级	3级	4级
ICE 评分	7~9	3~6	0~2	0(或无法配合评分)
意识障碍	无	无,或轻度嗜睡,可轻声唤醒	无,或意识水平下降,仅可通过触觉刺激唤醒	无,或木僵或昏迷
癫痫症状	无	无	无,或任何局灶性或全身性惊厥发作,或脑电图表现为非惊厥性癫痫发作,但治疗后能快速恢复	无,或危及生命的长程惊厥发作(>5min)或反复发作的临床癫痫或2次发作之间未能恢复至基线水平的电生理癫痫
神经影像学	无	无	无,或神经影像学检查显示局灶性水肿	无,或神经影像学显示弥漫性脑水肿、去皮质或去大脑僵直或视神经盘水肿、脑神经Ⅵ麻痹或库欣三联征

5.处置策略

(1)未合并 CRS

1级:予支持治疗,如禁食、静脉营养支持和预防误吸。对有神经毒性临床表现的患者,启动神经科会诊。有不明原因的精神状态改变者要进行脑电图监测(每天 30min)。

2级:予支持治疗,如禁食、静脉营养支持和预防误吸,不推荐预防性使用抗癫痫药物。予脑影像学检查及脑电图监测。

临床医师根据病情评估需要,可进行腰椎穿刺检查。对于使用 ICANS 高风险产品或 ICANS 患者,考虑予地塞米松 10mg,2 次,静脉滴注(或等效药物),用药后重新评估,如果没有改善,则每 6～12h 重复 1 次,一旦 ICANS 改善至 1 级,在严密监测下迅速减少类固醇皮质激素剂量。

3 级:予心电监护仪持续生命体征监测,进入 ICU 监护治疗,必要时考虑机械通气;通过床头抬高、过度通气和甘露醇等治疗来降低脑水肿患者颅内压;予抗癫痫药物,首选左乙拉西坦(500～1 000mg,1 次 /12h);予脑影像学检查(每 2～3d 重复评估)及脑电图监测;予腰椎穿刺检查;予地塞米松 10mg,静脉滴注,每 6～12h 重复 1 次(或等效药物,如甲泼尼龙 1mg/kg,静脉滴注,1 次 /12h)。

4 级:予心电监护仪持续生命体征监测,进入 ICU 监护治疗,必要时考虑机械通气;通过床头抬高、过度通气和甘露醇等治疗来降低脑水肿患者颅内压;若存在癫痫持续状态,推荐根据神经内科医师会诊意见或相关指南治疗。予脑影像学检查(每 2～3d 重复评估)、脑电图监测及腰椎穿刺检查。予高剂量甲泼尼龙 1 000mg,静脉滴注,1～2 次 /d,持续 3d;如果症状没有改善,甲泼尼龙给药频率可增加至 2～3 次 /d 或使用其他疗法。目前,其他药物的临床使用经验有限。ICANS 持续或恶化的其他治疗方案可能包括阿那白滞素、司妥昔单抗、芦可替尼、环磷酰胺、抗胸腺细胞球蛋白或鞘内注射氢化可的松(50mg)+ 甲氨蝶呤(12mg)。持续使用类固醇皮质激素,直至 ICANS 改善至 1 级,然后在严密监测下逐渐减量。

(2)合并 CRS:在 ICANS 合并 CRS 的情况下,托珠单抗的使用是针对 CRS 的。没有证据显示托珠单抗能减轻神经毒性。由于托珠单抗可能使 ICANS 恶化,在 ICANS 合并 CRS 的情况下,ICANS 的治疗要优先于低级别 CRS 的治疗。例如,患者同时有 2 级 ICANS 和单纯发热(判断为 1 级 CRS),应给予类固醇皮质激素治疗。

1 级:予 8mg/kg 托珠单抗静脉注射,时间 > 1h(单次剂量≤800mg),视需要每8h重复滴注1次,24h内最多滴注3次,总量最多4次。对于ICANS患者,重复滴注托珠单抗需要谨慎;首次给药后,可考虑在托珠单抗基础上加用类固醇皮质激素(地塞米松10mg)。

2～3级:予心电监护仪持续生命体征监测,可考虑进入ICU监护治疗。予8mg/kg托珠单抗静脉滴注,时间>1h(每次≤800mg)。如果托珠单抗首次给药后疗效不佳,则开始地塞米松10mg静脉滴注,每6～12h重复1次(或等效药物,如甲泼尼龙1mg/kg静脉滴注,1次/12h),直至ICANS改善至1级,然后在严密监测下迅速减少类固醇皮质激素剂量。

4级:除予甲泼尼龙1 000mg静脉滴注,1～2次/d,持续3d外,按照1级ICANS处置策略给予托珠单抗;如果症状没有改善,甲泼尼龙给药频率可增加至2～3次/d或其他疗法。目前其他药物的临床使用经验有限。治疗ICANS持续或恶化的其他方案可能包括阿那白滞素、司妥昔单抗、芦可替尼、环磷酰胺、抗胸腺细胞球蛋白或鞘内注射氢化可的松(50mg)+甲氨蝶呤(12mg)。持续使用类固醇皮质激素,直至ICANS改善至1级,然后在严密监测下逐渐减量。

三、CAR-T细胞治疗相关血细胞减少症

1.临床特征 血细胞减少症包括中性粒细胞减少症、血小板减少症和贫血。CAR-T细胞治疗相关血液毒性可导致双相性和延迟性血细胞减少。

CAR-T细胞治疗相关血细胞减少症潜在的病理生理机制尚不清楚,不能仅用氟达拉滨+环磷酰胺(FC)清淋预处理方案的骨髓抑制来解释。既往有研究显示,免疫治疗相关血液毒性的危险因素包括CRS/ICANS分级、基线时存在血细胞减少、既往1年内接受过造血干细胞移植以及血浆基质细胞衍生因子-1(stromal cell derived factor-1,SDF-1)水平的改变。基于严重CRS反应可导致患者造血恢复延迟以及全血细胞减少是噬血细胞性淋巴组织细胞增生症(HLH)/巨噬细胞活

化综合征(macrophage activation syndrome,MAS)的特征性表现,有学者提出炎症因子(主要是 IFN 和 TNF)释放抑制骨髓造血的假说。

一项荟萃分析指出,CAR-T 细胞治疗血液系统恶性肿瘤相关中性粒细胞减少、血小板减少和贫血发生率分别为 80%、61%、68%,其中 ≥ 3 级发生率分别为 60%、33%、32%。根据亚组分析,血液毒性更常见于年轻患者、既往 ≥ 4 线治疗及抗CD19 CAR-T 细胞治疗患者中。

CAR-T 细胞诱导的细胞减少相关症状可能包括虚弱或苍白、呼吸急促、注意力不集中、头晕、易感染、发热、出血或瘀斑等,其毒性管理逐渐受到临床重视,建议采用 ASCO 推荐的分级治疗原则处置。

2. 临床评估　建议进行血常规分类计数、外周血涂片、网织红细胞计数检查。如果有异常,需要进一步做骨髓检查等。

3. 分级　血细胞减少症的分级标准见表 13-6。

表 13-6　血细胞减少症分级标准

血细胞参数	1级	2级	3级	4级
中性粒细胞减少症	中性粒细胞 $1.5 \times 10^9/L$ 至正常值下限	中性粒细胞 $(1.0 \sim 1.5) \times 10^9/L$	中性粒细胞 $(0.5 \sim 1.0) \times 10^9/L$	中性粒细胞 $< 0.5 \times 10^9/L$
血小板减少症	血小板 $75 \times 10^9/L$ 至正常值下限	血小板 $(50 \sim 75) \times 10^9/L$	血小板 $(25 \sim 50) \times 10^9/L$	血小板 $< 25 \times 10^9/L$
贫血	血红蛋白 $100g/L$ 至正常值下限	血红蛋白 $80 \sim 100g/L$	血红蛋白 $< 80g/L$	危及生命,需要紧急治疗

4. 处置建议

(1)1~2 级:支持治疗。

（2）3～4级：①持续生命体征监测，保护性隔离，必要时预防性使用止血药物；②支持治疗和使用类固醇皮质激素（地塞米松 20mg/d，4d）；③按照相关指南进行细胞因子支持治疗（如长效非格司亭注射剂 6mg 或艾曲波帕 50mg 口服 7～14d）。恢复中性粒细胞不推荐使用 GM-CSF，特别是 CAR-T 细胞输注前 3 周内或并发 CRS/ICANS 期间。

（3）感染预防：建议使用泊沙康唑（200mg，3 次/d，口服）或氟康唑（400mg/d，口服）预防真菌感染；粒细胞缺乏时，推荐予左氧氟沙星 500g q.d. 预防细菌；或遵循《中国中性粒细胞缺乏伴发热患者抗菌药物临床应用指南（2020 年版）》经验性使用抗生素。

四、CAR-T 细胞治疗相关 B 细胞再生障碍和低丙种球蛋白血症

1. 临床特征　B 细胞再生障碍和低丙种球蛋白血症是 CAR-T 细胞治疗后的特征性不良反应之一，几乎所有的接受 CAR-T 细胞治疗患者均会呈现不同程度的 B 细胞缺乏症，以及由此导致的体液免疫功能不全相关感染风险。B 细胞再生障碍是由于 CAR-T 细胞的脱靶效应，导致 B 细胞耗竭或缺失，并引起低丙种球蛋白血症，是临床频发感染的高危因素。

B 细胞消减多见于 CAR-T 细胞输注后 1～3 个月。与难治复发的弥漫大 B 细胞淋巴瘤患者相比，接受抗 CD19-CAR-T 细胞治疗的难治复发 B 细胞 ALL 患者 B 细胞再生障碍的发生率更高（53%）。持续 B 细胞消减亦常见，部分患者可以在 4 年内保持低水平。

2. 监测　定期监测血清 IgG、IgM、IgA，血常规，外周血中 CD19$^+$ 或 CD20$^+$ B 细胞数等。

（1）B 细胞绝对值计算方法：B 细胞绝对值 = 白细胞总数 × 淋巴细胞 %×（CD19$^+$ 或 CD20$^+$）%。

（2）定义/范围：B 细胞绝对值＜61cells/μL；IgG ≤ 400mg/dL。

3. 处置建议

（1）B细胞再生障碍（B细胞绝对值 < 61cells/μL）

1）推荐患者和家属接种流感疫苗。

2）出现CRS后，应考虑对发生中性粒细胞减少症 > 7d的患者使用G-CSF。

3）接受类固醇皮质激素治疗的CRS或ICANS患者，应考虑使用抗真菌药物预防真菌感染（泊沙康唑 200mg 3次/d口服或氟康唑 400mg/d口服）。

4）推荐在CAR-T细胞输注后6～12个月内，或直至CD4细胞计数 > 200cells/μL期间进行抗病毒（如阿昔洛韦 400mg b.i.d.或伐昔洛韦 500mg b.i.d.）和肺孢子菌肺炎（pneumocystis carinii pneumonia，PCP，推荐复方新诺明 800mg b.i.d.，每周2次）预防治疗。

（2）低丙种球蛋白血症（IgG ≤ 400mg/dL）

推荐替代疗法：静脉滴注人免疫球蛋白（5g×3d，静脉滴注）。

输注频次：① CAR-T细胞回输后1次/月，直至B细胞恢复至正常范围或CAR-T细胞输注满6个月；②高危人群持续1次/月，直至高危因素解除。

低丙种球蛋白血症高危人群定义：① IgG ≤ 400mg/dL；②严重感染、持续感染或反复感染者。

五、感染

1. 临床特征 CAR-T细胞疗法出现的感染并发症多发生在细胞输注后的早期。最常见的是细菌感染，其次分别是病毒和真菌感染。感染并发症也可能发生在细胞输注后数周至数月。患者年龄、原发病是白血病、输注高剂量CAR-T细胞、中性粒细胞减少、B细胞再生障碍和低丙种球蛋白血症、重度CRS和使用类固醇皮质激素治疗CRS和/或ICANS均是感染的高危因素。

难治复发 B 细胞淋巴瘤患者中,CAR-T 细胞输注后 8 周内感染最为突出,发生率可达 54%～65%,≥ 3 级的严重感染为 32%～44%;感染发生率随时间延长而下降,可维持至治疗后 1～2 年。总体感染发生率为 55%～63.3%,≥ 3 级的严重感染为 29.6%～33%,大部分为细菌感染(57.2%),其中 ≥ 3 级细菌感染为 29.6%,病毒感染为 44.7%[包括呼吸道合胞病毒、流行性感冒病毒、巨细胞病毒(CMV)、单纯疱疹病毒(herpes simplex virus,HSV)/带状疱疹病毒(herpes zoster virus,VZV)、乙型肝炎病毒(HBV)再激活],侵袭性真菌感染发生率为 8%～9%。

难治复发 ALL 患者,接受 CAR-T 细胞回输 8 周内,58% 发生感染,包括细菌感染(20%)、病毒感染(19%)及真菌感染(8%),其中 ≥ 3 级感染发生率为 19%。有关于 HBV 复燃致暴发性肝功能衰竭及疱疹病毒 -6(HHV-6)相关脑炎致死的病例报告,故治疗期间需要严密监测。

BCMA CAR-T 细胞治疗相关感染事件亦多见。ABECMA 输注后 8 周内感染最为突出,68%～70% 的患者发生感染,≥ 3 级感染发生率为 22%～23%,包括细菌感染(3.9%)、病毒感染(9%,可见 CMV、HBV 再激活及 JCV 相关进行性多灶性白质脑病)、侵袭性真菌感染(0.8%,如肺曲霉菌感染)。CRS 反应期合并感染的往往会导致死亡率增高,因此,感染防控是 CART 治疗的重中之重。

参照免疫治疗药物相关感染事件的临床研究及相关报道,本章按严重程度对不良反应事件按 CTCAE(5 版)区分,主要事件为中性粒细胞减少性发热及感染(表 13-7)。

表 13-7　中性粒细胞减少性发热与感染 CTCAE 分级

CTCAE 分级	中性粒细胞减少性发热	感染
1 级	/	/
2 级	/	口服抗生素

CTCAE 分级	中性粒细胞减少性发热	感染
3 级	中性粒细胞计数 $< 1.0 \times 10^9/L$ 伴有单次体温 $> 38.3\,℃$ 或体温 $\geq 38.3\,℃$ 持续 1h	静脉用抗生素;需要侵入性治疗
4 级	危及生命;需要紧急治疗	死亡
5 级	危及生命;需要紧急治疗	死亡

2. 治疗前筛查

(1)常规检查:病史询问和体格检查,感染性疾病(真菌、肝炎、梅毒、艾滋病、结核),其他重要的疾病史。

(2)实验室检查:血常规、粪尿常规、血沉、肝肾功能、电解质、免疫球蛋白、降钙素原、C 反应蛋白、IL-6。可选择检测细胞因子(基线):IL-1、IL-2、IL-15、TNF-α、IFN-γ、IFN-α。

(3)病原学检查:HCV、HBV、HIV、TP、EBV、CMV、HSV/VZV、JCV;呼吸道相关病毒;G/GM 试验;结核分枝杆菌。

(4)影像学检查:胸部高分辨率 CT、头颅 MRI、腹部 B 超或 CT、超声心动图。

3. 监测与预防

CAR-T 细胞输注后 8 周内感染最为突出,感染发生率随时间延长而下降,可维持至治疗后 1~2 年。

(1)细菌预防与监测:目前尚无循证医学依据支持在免疫治疗同时予以常规细菌预防。粒细胞缺乏患者,可推荐应用氟喹诺酮类药物(左氧氟沙星 500g q.d. 口服)抗细菌预防。

(2)病毒预防与监测:筛查重点是 HBV 再激活、CMV、HSV/VZV、JCV 相关 PML。

1)HSV/VZV 预防:HSV/VZV 血清学检测阳性者,持续服用抗病毒药物(如阿昔洛韦 400mg b.i.d. 或伐昔洛韦 500mg b.i.d.),直到 CAR-T 细胞回输后 6 个月,高危患者延长维持时间(近期异基因造血干细胞移植、类固醇/托珠单抗治疗)。

2）HBV 预防：HBV 再激活多发生在 CAR-T 细胞输注后 6 个月内,对于 HBV 慢性感染者和 HBV-DNA 阳性的乙型肝炎康复者,可酌情在预处理前 1 周给予抗病毒药物(如恩替卡韦 0.5mg q.d.),至少持续到外周血 B 淋巴细胞恢复后 6～12 个月。对于抗 -HBc 阳性、HBsAg 和 HBV-DNA 阴性的患者,可考虑每 1～3 个月监测 HBV-DNA 和转氨酶替代抗乙型肝炎病毒预防治疗。

3）CMV、EBV 监测：CMV、EBV 血清学 IgG+,IgM- 患者,治疗期间应每 1～3 个月进行病毒聚合酶链反应(PCR)监测。

4）慢性丙型肝炎病毒(HCV)感染患者应与肝病专家共同管理,制订合理的管理流程。

（3）真菌预防与监测

1）真菌预防：高危患者建议使用泊沙康唑(200mg q.i.d. 口服),或氟康唑(400mg/d 口服)。

真菌感染高危(存在以下两点及两点以上)：①输注前中性粒细胞绝对值 $\leq 0.5 \times 10^9$/L;② CAR-T 细胞剂量 $> 2 \times 10^7$/kg;③ ≥ 4 线预处理方案;④既往 IFD 相关感染史;⑤因 CRS 或 ICANS 需要合并高剂量类固醇皮质激素和 / 或托珠单抗治疗。

2）PCP 预防：复方新诺明 800mg b.i.d.,每周 2 次,输注前一周开始直至 CD4 计数 > 200cells/μL。对于无法耐受或禁忌使用复方新诺明患者,可以考虑使用喷他脒 300mg q.d. 早晨雾化,或氨苯砜 100mg q.i.d. 口服,或阿托伐醌 1 500mg q.i.d. 口服。

（4）疫苗接种：特殊疫苗接种按国家相关规定执行。

（5）特殊感染监测：包括结核、组织胞浆菌病、李斯特菌病和诺卡菌病等;注意询问病史,特别是在常规抗感染药物治疗无效时,需要考虑特殊病原菌感染可能。

4. 诊断

（1）病史询问：了解既往治疗情况、抗生素使用和细菌定植情况,发现感染的高危和隐匿部位。根据患者危险分层、耐药危险因素,当地病原菌和耐药流行病学数据及临床表现复杂性,对患者进行个体化评估。

（2）实验室检查:进行血常规、粪尿常规、血沉、肝肾功能、电解质、免疫球蛋白、降钙素原、C 反应蛋白、IL-6 检测,以及细胞因子（IL-1、IL-2、IL-15、TNF-α、IFN-γ、IFN-α）检测（鉴别 CRS）。必要时进行血气分析。

（3）病原学检查:血培养;痰培养、粪培养、尿培养;HBV、EBV、CMV、HSV/VZV、JCV 检测;G/GM 试验;结核分枝杆菌筛查;支气管镜检查,肺泡灌洗,对不典型病变病灶可考虑活检;PCR 和 mNGS。必要时进行脑脊液 / 浆膜腔积液培养。有上呼吸道症状者,进行呼吸道相关病毒检查。

（4）影像学检查:胸部高分辨率 CT、头颅 MRI、腹部 B 超或 CT、超声心动图。

5. 治疗建议 考虑到患者存在免疫功能抑制,故感染后应尽快启动抗菌药物初始经验治疗,而不必等微生物学的结果。根据患者危险分层、耐药危险因素、当地病原菌和耐药流行病学数据及临床表现复杂性对患者进行个体化评估,推荐抗感染治疗方案。

（1）细菌感染（具体可参考《中性粒细胞缺乏伴发热患者抗菌药物临床应用指南》调整药物）

革兰氏阴性菌感染:三代头孢类或酶类抗生素（如头孢曲松、头孢哌酮舒巴坦钠、哌拉西林他唑巴坦钠等）,碳青霉烯类（如美罗培南、亚胺培南等）。

革兰氏阳性菌感染:万古霉素、替考拉宁、利奈唑胺等。

碳青霉烯类耐药非发酵菌:多黏菌素、舒巴坦及其复合制剂、替加环素。

（2）支原体 / 衣原体感染:大环内酯类,如阿奇霉素、红霉素等。

（3）病毒感染:阿昔洛韦、伐昔洛韦、更昔洛韦、泛昔洛韦、膦甲酸钠。乙型肝炎病毒感染管理可参考《淋巴瘤免疫化疗乙型肝炎病毒再激活预防和治疗中国专家共识》。

（4）机会性感染

真菌感染：伏立康唑、卡泊芬净、泊沙康唑和艾沙康唑；卡泊芬净和米卡芬净；脂质体两性霉素 B（具体可参考《血液病/恶性肿瘤患者侵袭性真菌病的诊断标准与治疗原则（第六次修订版）》）。

分枝杆菌感染：克拉霉素或阿奇霉素、异烟肼、乙胺丁醇、利福平、左氧氟沙星、利福布汀等。

（5）其他不明病原感染：严密监测患者感染情况，及时调整药物剂量。

六、噬血细胞性淋巴组织细胞增生症

1. 评估　噬血细胞性淋巴组织细胞增生症（HLH）是一种危及生命的过度炎症综合征，特征性表现为巨噬细胞和淋巴细胞的活化、噬血细胞增多以及免疫介导的多器官功能衰竭，多见于 CRS 恢复期或伴发于 CRS 过程中。

参考成人 HScore 评分系统进行 HLA 评估（表 13-8），＞169 分诊断考虑 HLH（敏感性 93%，特异性 86%）。

表 13-8　HLH 评估

项目	评分
临床表现	
发热	＜ 38.4℃（0 分），38.4～39.4℃（33 分），＞ 39.4℃（49 分）
肝脾大	均无（0 分），肝大或脾大（23 分），肝脾大（38 分）
免疫抑制	是（0 分），否（18 分）
实验室指标	
铁蛋白	＜ 2 000ng/mL（0 分），2 000～6 000ng/mL（35 分），＞ 6 000ng/mL（50 分）
血细胞减少	一系减少（0 分），二系减少（24 分），三系减少（34 分）

项目	评分
高甘油三酯血症	<1.5mmol(0分),1.5~4.0mmol(44分),>4.0mmol(64分)
骨髓噬血现象	否(0分),是(35分)
肝功能	谷草转氨酶<30IU/L(0分),>30IU/L(19分)
低纤维蛋白血症	>2.5g/L(0分),<2.5g/L(30分)

2. 实验室检查 CAR-T 细胞治疗后需要密切监测患者生命体征及血常规变化,动态监测血清铁蛋白、甘油三酯。回输 CAR-T 细胞后出现难以解释的发热和血细胞减少时,需要鉴别 HLH。

3. 治疗 HLH/MAS 确认后,建议应用小剂量依托泊苷(50~100mg/周)治疗。尝试 JAK2 抑制剂(如芦可替尼 5mg 口服 q.d.~b.i.d.)、CTLA-4 激动性药物(阿巴西普)、CD52 抗体(阿仑单抗)。如果病情难以控制,应及早进行血浆置换、尝试新药如 γ 干扰素抗体等。

七、弥散性血管内凝血

1. 临床特征 CAR-T 细胞治疗导致的弥散性血管内凝血(DIC)往往是急性 DIC,在细胞输注后的前几周内发生。DIC 可伴或不伴并发 CRS。DIC 治疗原则是基于纤维蛋白原水平、活化部分凝血活酶时间、出血症状的支持治疗和补充凝血因子。在并发 CRS 或出血时,可使用类固醇皮质激素和 IL-6 拮抗剂治疗。其他干预措施的证据有限。

2. 临床评估 需要监测以下指标:血常规(关注血小板水平),凝血谱[纤维蛋白原、凝血酶原时间(PT)、活化部分凝血活酶时间(activated partial thromboplastin time,APTT)]和 D-二聚体。建议使用中国弥散性血管内凝血诊断积分系统(CDSS)。

3. 分级

DIC 2 级：实验室检查异常，无出血症状。

DIC 3 级：实验室检查异常，有出血症状。

DIC 4 级：危及生命，需要紧急干预。

4. 处置建议

（1）DIC 1 级：支持治疗。

（2）DIC 2 级：使用 IL-6 拮抗剂（托珠单抗）联合或不联合类固醇皮质激素。如果改善至 1 级或以下，则在 4～6 周内逐渐减少类固醇剂量。

（3）DIC 3～4 级：予心电监护仪持续监测生命体征，可推荐进入 ICU 监护治疗。使用 IL-6 拮抗剂（8mg/kg 托珠单抗）和启动高剂量甲泼尼龙治疗（1 000mg q.d. 静脉注射）持续3d，随后快速减量（250mg 1 次 /12h，持续 2d；125mg 1 次 /12h，持续 2d；60mg 1 次 /12h，持续 2d）。对于纤维蛋白原＜ 1.5g/L 的患者，考虑输注纤维蛋白原。

参考文献

[1] LEI W, XIE MX, JIANG Q, et al. Treatment-related adverse events of chimeric antigen receptor T-cell (CAR T) in clinical trials: a systematic review and meta-analysis. Cancers, 2021, 13(15): 3912.

[2] LI XL, DAI HR, LI X, et al. Optimal model establishment of whole-process management data for CAR-T therapy in China-how should this be done? Cell Mol Immunol, 2022, 19(1): 122-124.

[3] SANTOMASSO BD, NASTOUPIL LJ, ADKINS S, et al. Management of immune-related adverse events in patients treated with chimeric antigen receptor T-cell therapy: ASCO guideline. J Clin Oncol, 2021, 39(35): 3978-3992.

[4] 钱文斌，梁爱斌，韩为东，等 . 中国研究型医院学会生物治疗学专委会 . CAR T 细胞治疗 NHL 毒副作用临床管理专家共识 . 转化医学杂志，2012，10（1）：11.

[5] HAYDEN PJ, RODDIE C, BADER P, et al. Management of adults

and children receiving CAR T-cell therapy: 2021 best practice recommendations of the European Society for Blood and Marrow Transplantation (EBMT) and the Joint Accreditation Committee of ISCT and EBMT(JACIE) and the European Haematology Association (EHA). Ann Oncol, 2022, 33(3): 259-275.

［6］ NEELAPU SS, TUMMALA S, KEBRIAEI P, et al. Chimeric antigen receptor T-cell therapy-assessment and management of toxicities. Nat Rev Clin Oncol, 2018, 15(1): 47-62.

［7］ 张琪,肖毅.嵌合抗原受体 T 细胞治疗 B 细胞肿瘤过程中神经毒性的发生机制及防治策略.中华血液学杂志,2021,42（9）:787-792.

［8］ YAKOUB-AGHA I, CHABANNON C, BADER P, et al. Management of adults and children undergoing chimeric antigen receptor T-cell therapy: Best practice recommendations of the European Society for Blood and Marrow Transplantation(EBMT) and the Joint Accreditation Committee of ISCT and EBMT (JACIE). Haematologica, 2020, 105(2): 297-316.

［9］ FREY N, PORTER D. Cytokine release syndrome with chimeric antigen receptor T cell therapy. Biol Blood Marrow Transplant, 2019, 25: e123-e127.

［10］ LEE DW, SANTOMASSO BD, LOCKE FL, et al. ASTCT consensus grading for cytokine release syndrome and neurologic toxicity associated with immune effector cells. Biol Blood Marrow Transplant, 2019, 25(4): 625-638.

［11］ 中华医学会血液学分会,中国医师协会血液科医师分会.中国中性粒细胞缺乏伴发热患者抗菌药物临床应用指南（2020年版）.中华血液学杂志,2020,12:969-978.

［12］ U.S. Food and Drug Administration. Kite Pharma Inc: YESCARTA.［2022-10］. https://www.fda.gov/media/108377/.

［13］ PAN J, DENG B, LING Z, et al. Ruxolitinib mitigates steroid-refractory CRS during CAR T therapy. J Cell Mol Med, 2019, 25(2): 1089-1099.

［14］ STRATI P, AHMED S, KEBRIAEI P, et al. Clinical efficacy of anakinra to mitigate CAR T-cell therapy-associated toxicity in large B-cell lymphoma. Blood Adv, 2020, 4(13): 3123-3127.

［15］ RUBIN DB, DANISH HH, ALI AB, et al. Neurological toxicities associated with chimeric antigen receptor T- cell therapy. Brain, 2019, 142(5): 1334-1348.

［16］ GUST J, HAY KA, HANAFI LA, et al. Endothelial activation and blood-brain barrier disruption in neurotoxicity after adoptive immunotherapy with CD19 CAR-T cells. Cancer Discov, 2017, 7(12): 1404-1419.

［17］ PAPADOULI I, MUELLER-BERGHAUS J, BEUNEU C, et al. EMA Review of axicabtagene ciloleucel(yescarta) for the treatment of diffuse large B-cell lymphoma. Oncologist, 2020, 25(10): 894-902.

［18］ HUNTER BD, JACOBSON CA. CAR T-Cell Associated neurotoxicity: mechanisms, clinicopathologic correlates, and future directions. J Natl Cancer Inst, 2019, 111(7): 646-654.

［19］ KARSCHNIA P, JORDAN JT, FORST DA, et al. Clinical presentation, management, and biomarkers of neurotoxicity after adoptive immunotherapy with CAR T cells. Blood, 2019, 133(20): 2212-2221.

［20］ SHAH NN, JOHNSON BD, FENSKE TS, et al. Intrathecal chemotherapy for management of steroid-refractory CAR T-cell-associated neurotoxicity syndrome. Blood Adv, 2020, 4(10): 2119-2122.

［21］ FISCHER JW, BHATTARAI N. CAR-T cell therapy: mechanism, management, and mitigation of inflammatory toxicities. Front Immunol, 2021, 12: 693016.

［22］ REJESKI K, PEREZ A, SESQUES P, et al. CAR-HEMATOTOX: a model for CAR T-cell related hematological toxicity in relapsed/ refractory large B-cell lymphoma. Blood, 2021, 138(24): 2499-2513.

[23] FRIED S, AVIGDOR A, BIELORAI B, et al. Early and late hematologic toxicity following CD19 CAR-T cells. Bone Marrow Transplant, 2019, 54(10): 1643-1650.

[24] LUO W, LI C, ZHANG Y, DU M, et al. Adverse effects in hematologic malignancies treated with chimeric antigen receptor (CAR) T cell therapy: a systematic review and Meta-analysis. BMC Cancer, 2022, 22(1): 98.

[25] LOCKE FL, GHOBADI A, JACOBSON CA, et al. Long-term safety and activity of axicabtagene ciloleucel in refractory large B-cell lymphoma (ZUMA-1): a single-arm, multicentre, phase 1-2 trial. Lancet Oncol, 2019, 20(1): 31-42.

[26] MAUDE SL, LAETSCH TW, BUECHNER J, et al. Tisagenlecleucel in children and young adults with B-Cell lymphoblastic leukemia. N Engl J Med, 2018, 378(5): 439-448.

[27] PARK JH, RIVIÈRE I, GONEN M, et al. Long-term follow-up of CD19 CAR therapy in acute lymphoblastic leukemia. N Engl J Med, 2018, 378(5): 449-459.

[28] DOAN A, PULSIPHER MA. Hypogammaglobulinemia due to CAR T-cell therapy. Pediatr Blood Cancer, 2018, 65(4): 2017-2018.

[29] LOS-ARCOS I, IACOBONI G, AGUILAR-GUISADO M, et al. Recommendations for screening, monitoring, prevention, and prophylaxis of infections in adult and pediatric patients receiving CAR T-cell therapy: a position paper. Infection, 2021, 49(2): 215-231.

[30] HILL JA, SEO SK. How I prevent infections in patients receiving CD19-targeted chimeric antigen receptor T cells for B-cell malignancies. Blood, 2020, 136(8): 925-935.

[31] LEVINE JE, GRUPP SA, PULSIPHER MA, et al. Pooled safety analysis of tisagenlecleucel in children and young adults with B cell acute lymphoblastic leukemia. J Immunother Cancer, 2021, 9(8): e002287.

[32] MUNSHI NC, ANDERSON LD JR, SHAH N, et al. Idecabtagene vicleucel in relapsed and refractory multiple myeloma. N Engl J

Med, 2021, 384(8):705-716.

[33] FREITES-MARTINEZ A, SANTANA N, ARIAS-SANTIAGO S, et al. Using the Common Terminology Criteria for Adverse Events (CTCAE-Version 5.0) to evaluate the severity of adverse events of anticancer therapies. Actas Dermosifiliogr, 2021, 112(1):90-92.

[34] HILL JA, LI D, HAY KA, et al. Infectious complications of CD19-targeted chimeric antigen receptor-modified T-cell immunotherapy. Blood, 2018, 131(1):121-130.

[35] 周剑峰,邱录贵,徐开林. 靶向 B 细胞和浆细胞的 CAR-T 细胞治疗中防治乙型肝炎病毒再激活的中国专家共识(2021年版). 中华血液学杂志,2021,42(6):441-446.

[36] 中国临床肿瘤学会,中华医学会血液学分会,中国医师协会肿瘤医师考核委员会,等. 淋巴瘤免疫化疗乙型肝炎病毒再激活预防和治疗中国专家共识. 中国实用内科杂志,2014,1(34):32-39.

[37] 中国医师协会血液科医师分会,中国侵袭性真菌感染工作组. 血液病/恶性肿瘤患者侵袭性真菌病的诊断标准与治疗原则(第六次修订版). 中华内科杂志,2020,10:754-763.

[38] SANDLER RD, CARTER S, KAUR H, et al. Haemophagocytic lymphohistiocytosis(HLH) following allogeneic haematopoietic stem cell transplantation(HSCT)- time to reappraise with modern diagnostic and treatment strategies? Bone Marrow Transplant, 2020, 55(2): 307-316.

[39] FARDET L, GALICIER L, LAMBOTTE O, et al. Development and validation of the HScore, a score for the diagnosis of reactive hemophagocytic syndrome. Arthritis Rheumatol, 2014, 66(9): 2613-2620.

[40] HIRAYAMA AV, TURTLE CJ. Toxicities of CD19 CAR-T cell immunotherapy. Am J Hematol, 2019, 94(S1): S42-S49.

[41] 中华医学会血液学分会血栓与止血学组. 弥散性血管内凝血诊断中国专家共识(2017年版). 中华血液学杂志,2017,38(5):361-363.

附录 免疫相关不良反应管理的激素使用原则

免疫相关不良反应	分级	激素种类	初始剂量	备注
皮肤毒性				
斑丘疹	G1	中至强效糖皮质激素外用	/	/
	G2	中至强效糖皮质激素外用和/或泼尼松	0.5~1mg/(kg·d)	/
	G3~G4	中至强效糖皮质激素外用和泼尼松	0.5~1mg/(kg·d)	如果无改善，剂量可增加至 2mg/(kg·d)
瘙痒	G1~G2	中至强效糖皮质激素外用	/	/
	G3	泼尼松/甲泼尼龙	0.5~1mg/(kg·d)	/

免疫相关不良反应	分级	激素种类	初始剂量	备注
大疱性皮炎/Stevens-Johnson 综合征/中毒性表皮坏死松解症	G1	强效糖皮质激素外用	/	/
	G2	泼尼松/甲泼尼龙	0.5~1mg/(kg·d)	/
	G3~G4	泼尼松/甲泼尼龙	1~2mg/(kg·d)	/
反应性皮肤毛细血管增生症	/	/	/	/
内分泌毒性				
甲状腺功能减退	/	/	/	/
甲状腺功能亢进	/	/	/	/
垂体炎	/	泼尼松/甲泼尼龙/氢化可的松	泼尼松/甲泼尼龙:1~2mg/(kg·d) 氢化可的松:50~100mg	G4 级可用氢化可的松,静脉输液,1 次/8h

免疫相关不良反应	分级	激素种类	初始剂量	备注
原发性肾上腺功能减退	/	氢化可的松	氢化可的松:15~25mg/d 或100mg/d	G1~G2级，使用氢化可的松 15~25mg，分 2~3 次口服；G3~G4 级氢化可的松改为 100mg/d，静脉输注，1 次 /8h
高血糖	/	/	/	/
肝毒性	G2	泼尼松/甲泼尼龙	0.5~1mg/(kg·d)	如果肝功能好转，缓慢减量，总疗程至少 4 周
	G3~G4	甲泼尼龙	1~2mg/(kg·d)	肝毒性降至 G2 级后，可等效换口服泼尼松并继续缓慢减量，总疗程至少 4 周
胃肠道毒性				
腹泻/结肠炎	G2	泼尼松/甲泼尼龙	1mg/(kg·d)	如果 48~72h 激素治疗无改善或有加重，增加剂量至 2mg/(kg·d)
	G3~G4	泼尼松/甲泼尼龙	1~2mg/(kg·d)	/
胰腺毒性				
无症状性淀粉酶/脂肪酶升高	/	/	/	/

免疫相关不良反应	分级	激素种类	初始剂量	备注
急性胰腺炎	G2	泼尼松/甲泼尼龙	0.5~1mg/(kg·d)	/
	G3~G4	泼尼松/甲泼尼龙	1~2mg/(kg·d)	/
肺毒性				
	G2	甲泼尼龙	1~2mg/(kg·d)	治疗48~72h后，若症状改善，激素在4~6周内按每周5~10mg逐步减量，若症状无改善，按G3~G4级反应治疗
	G3~G4	甲泼尼龙	2mg/(kg·d)	治疗48h后，若临床症状改善，继续治疗至症状改善≤G1级，然后在4~6周内逐步减量
骨关节与肌毒性				
炎性关节炎	G1~G2	泼尼松/甲泼尼龙	10~20mg/d	若症状没有改善，升级为G3级管理治疗
	G3~G4	泼尼松/甲泼尼龙	0.5~1mg/(kg·d)	如果症状没有改善，请风湿科会诊
肌炎	G2	泼尼松/甲泼尼龙	0.5~1mg/(kg·d)	若G1级肌炎患者肌酸激酶水平升高并伴有肌力减弱，可按照G2级处理

免疫相关不良反应	分级	激素种类	初始剂量	备注
肌炎	G3~G4	泼尼松/甲泼尼龙	1mg/(kg·d)	若出现严重症状,如严重无力致活动受限、心脏、呼吸、吞咽功能受累,需考虑1~2mg/kg甲泼尼龙静脉推注
风湿性多肌痛	G2	泼尼松/甲泼尼龙	20mg/d	症状改善后逐步减量,4周后症状无改善,按照G3级处理
	G3~G4	泼尼松/甲泼尼龙	20~40mg/d	若症状无改善或需要更大剂量糖皮质激素
输注反应	G1	/	/	自行选用糖皮质激素
	G2	/	/	必要时应用糖皮质激素
	G3~G4	/	/	考虑静脉输注糖皮质激素
神经事性				
重症肌无力	G2	泼尼松	20mg/d	每3~5d增加5mg,至目标剂量1mg/(kg·d)(日剂量不超过100mg)
	G3~G4	甲泼尼龙	1~2mg/(kg·d)	/

免疫相关不良反应	分级	激素种类	初始剂量	备注
吉兰-巴雷综合征	G2	泼尼松/甲泼尼龙	0.5~1mg/(kg·d)	若症状进展，甲泼尼龙 2~4mg/kg 静脉注射，症状 ≤ G2 级后逐渐减量
	G3~G4	泼尼松/甲泼尼龙	500~1 000mg/d	连续 5d，后逐渐减量
无菌性脑膜炎	G2	泼尼松/甲泼尼龙	0.5~1mg/(kg·d)	/
	G3~G4	甲泼尼龙	2~4mg/(kg·d)	/
脑炎	G1~G2	甲泼尼龙	0.5~2mg/(kg·d)	/
	G3~G4	甲泼尼龙	500~1 000mg	连续 5d
横断性脊髓炎	G2	泼尼松/甲泼尼龙	0.5~1mg/(kg·d)	/
	G3~G4	甲泼尼龙	500~1 000mg/d	连续 3~5d，根据病情调整剂量
血液毒性				
自身免疫性溶血性贫血	G2	泼尼松/甲泼尼龙	0.5~1mg/(kg·d)	/
	G3~G4	泼尼松/甲泼尼龙	1~2mg/(kg·d)	/
再生障碍性贫血	G1/G2/G3/G4	泼尼松	1mg/(kg·d)	/

免疫相关不良反应	分级	激素种类	初始剂量	备注
免疫性血小板减少症	G2	泼尼松/甲泼尼龙	0.5~2mg/(kg·d)	持续 2~4 周, 然后在 4~6 周内逐渐减量
	G3~G4	泼尼松/甲泼尼龙	1~2mg/(kg·d)	如果恶化或无缓解, 继续使用泼尼松, 并联合静脉注射免疫球蛋白, 1g/kg, 并根据需要重复使用
获得性血友病	G1	泼尼松/甲泼尼龙	0.5~1mg/(kg·d)	/
	G2/G3/G4	泼尼松/甲泼尼龙	1mg/(kg·d)	/
心脏毒性	G1	/	/	若无症状心肌炎诊断成立, 立即给予甲泼尼龙 1~4mg/(kg·d), 持续 3~5d, 后逐渐减量
	G2	泼尼松/甲泼尼龙	0.5~1mg/(kg·d)	连续 3~5d, 后逐渐减量, 恢复基线水平后继续激素治疗 2~4 周
	G3~G4	泼尼松/甲泼尼龙	1~2mg/(kg·d)	持续 3~5d, 后逐渐减量, 待心功能恢复基线水平后, 继续激素治疗 4 周左右